CONTRIBUTION A L'ÉTUDE

DES

TUMEURS DU SEIN

D'ORIGINE ÉPITHÉLIALE

PAR

Emile DEFFAUX,

Docteur en médecine de la Faculté de Paris,
Ancien interne des hôpitaux de Paris,
Membre de la Société anatomique.

AVEC CINQ FIGURES DANS LE TEXTE.

PARIS

G. MASSON

LIBRAIRE DE LA FACULTÉ DE MÉDECINE

108, BOULEVARD SAINT-GERMAIN, 108

1877

CONTRIBUTION A L'ÉTUDE

DES

TUMEURS DU SEIN

D'ORIGINE ÉPITHÉLIALE

CONTRIBUTION A L'ÉTUDE

DES

TUMEURS DU SEIN

D'ORIGINE ÉPITHÉLIALE

PAR

Emile DEFFAUX,

Docteur en médecine de la Faculté de Paris,
Ancien interne des hôpitaux de Paris,
Membre de la Société anatomique.

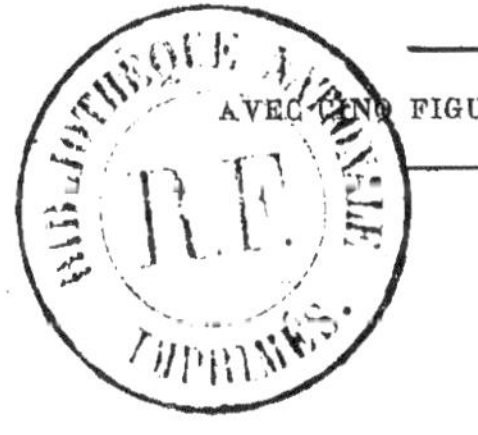

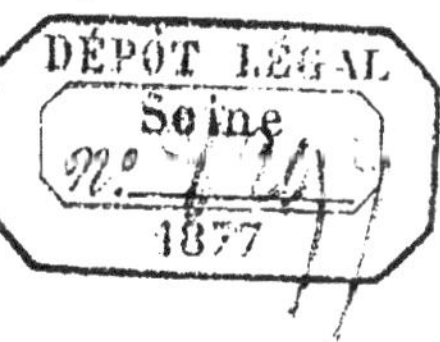

AVEC CINQ FIGURES DANS LE TEXTE.

PARIS

G. MASSON

LIBRAIRE DE LA FACULTÉ DE MÉDECINE

108, BOULEVARD SAINT-GERMAIN, 108

1877

CONTRIBUTION A L'ÉTUDE

DES

TUMEURS DU SEIN

D'ORIGINE ÉPITHÉLIALE

INTRODUCTION.

Par leur fréquence, leur situation superficielle et, par conséquent, la facilité de suivre pas à pas leur évolution, les tumeurs de la mamelle devaient attirer spécialement l'attention des observateurs. Néanmoins, il faut arriver jusqu'à une époque peu reculée pour trouver sur ce sujet des travaux de quelque valeur. Cela n'a rien que de très-naturel. En effet, il importait peu aux chirurgiens du siècle dernier d'approfondir l'étude des tumeurs, qu'ils croyaient toutes de même nature, ou tout au moins susceptibles de dégénérer en cancer.

Cet état de choses, cependant, ne pouvait longtemps satisfaire des observateurs consciencieux. Hunter déjà avait conçu des doutes sur la nature unique des tumeurs de la mamelle; le besoin d'une classification se faisait vivement sentir.

Quelques auteurs, Cooper (1) et Velpeau (2) entre autres, essayent de rompre avec la routine et posent les jalons de cette classification. A l'aide des caractères cliniques et des connaissances sommaires qu'ils ont de l'anatomie pathologique, ils arrivent à décrire sous des noms différents des tumeurs à peu près semblables, qu'ils distinguent nettement du cancer. Cruveilhier (3), qui les suit de très-près, fait la découverte importante du suc cancéreux, et sépare à son tour des cancers les tumeurs fibreuses, qui ne sont autres que les tumeurs mammaires chroniques et *fibrineuses* ou adénoïdes de ses prédécesseurs.

Les résultats acquis étaient déjà considérables, quand survint le microscope, duquel on attendait la sanction des découvertes faites par la clinique.

Malheureusement, les bienfaits du microscope devaient se faire attendre plus longtemps. Lebert, on le sait, reprenant, à peu de chose près, les opinions de Laënnec, qui croyait le cancer un tissu sans analogie dans l'économie, voulut trouver des éléments spécifiques dans les différentes tumeurs : de là est née la classification en tumeurs hétéromorphes et en tumeurs homœomorphes, la première forme représentée par le cancer, et la seconde surtout par les hypertrophies glandulaires ou adénomes.

Au premier abord, cette classification séduisit par sa simplicité ; mais elle n'eut qu'une durée éphémère et ne survécut pas à la lutte terrible que soutint contre elle Velpeau dans la discussion de 1854 au sein de l'Académie de médecine.

Velpeau et quelques autres observateurs apportent des faits nombreux et irrécusables de récidives et de générali-

(1) Astley Cooper. Œuvres chirurgicales, traduct. Richelot et Chassaignac 1837.

(2) Velpeau. Traité des tumeurs du sein, 1854.

(3) Cruveilhier (S.). Mémoire sur les corps fibreux de la mamelle (in Bull. Acad. de méd., t. IX).

sation des tumeurs dites homœomorphes, telles qu'épithéliomes et tumeurs fibro-plastiques; de plus, ils s'élèvent
fortement contre la prétendue spécificité de la cellule cancéreuse, qu'on trouve à l'état normal dans certains organes
ou encore sur des muqueuses enflammées.

Ces premiers résultats de l'emploi du microscope, qui
voulait pour ainsi dire se substituer à la clinique, ou tout
au moins se passer de son aide, ne furent pas heureux; il
en résulta une confusion extrême. Dans ce cas, toute classification devenait impossible, car il n'y avait aucun rapport entre les formes cliniques et histologiques.

Malgré les résultats médiocres des premiers essais du
microscope, les beaux travaux de Lebert eurent au moins
l'avantage de pousser les recherches des observateurs dans
une voie nouvelle. On s'habitua à mieux manier le microscope, et l'on ne chercha plus des cellules spécifiques ;
mais on sentit la nécessité de pénétrer plus avant dans la
connaissance de la structure des tumeurs. Les lésions
nettement appréciables aux sens faisant défaut, on poussa
plus loin l'analyse des tissus morbides, on étudia les éléments, et mieux encore leur groupement réciproque. De
là date la création de l'anatomie pathologique microscopique et de la pathologie cellulaire. Les noms de Lebert,
Muller, Broca, Robin er Verneuil, illustrent cette période.

Avec ces bases nouvelles, les recherches ne tardent pas
à porter leurs fruits. Virchow reconnaît bientôt et décrit
la texture alvéolaire du carcinome, sur laquelle toutefois
Cruveilhier avait attiré l'attention bien auparavant. L'auteur allemand donne aussi une bonne description du cancroïde, qu'il croit très-différent du carcinome.

Déjà, chez nous, Broca (1), tout en admettant la théorie de l'hypertrophie glandulaire, reconnaît des différences
anatomiques dans les adénomes. Aussi, en décrivant ses

____

(1) Broca. Traité des tumeurs, vol. II, ou Dictionnaire encyclop.
(art. Adémome, vol. Ier).

deux variétés, pose-t-il les bases d'une classification qui sera
adoptée plus tard. En effet, les adénomes à prédominance
du stroma ne sont autre chose que les tumeurs d'origine
conjonctive, c'est-à-dire des fibromes, des sarcomes, etc.
Et les adénomes à prédominance glandulaire paraissent
correspondre parfaitement aux épithéliomes ou tumeurs
d'origine épithéliale.

Verneuil, le premier, dans une communication à la Société anatomique (1858), appelle l'attention sur les modifications de la trame-conjonctive péri acineuse dans les tumeurs qu'on décrit sous le nom d'adénomes. Dans les
pièces qu'il a observées, les éléments des parois sont
changés et ont été remplacés par ceux du tissu fibro-plastique. Ce n'est donc pas seulement dans l'élément glandulaire, mais aussi et surtout dans la nature du tissu intermédiaire qu'il faut rechercher la caractéristique de ces
tumeurs.

Bientôt enfin Billroth (1) reconnaît que, dans beaucoup
de cas, l'élément épithélial ou glandulaire, auquel jusqu'alors on fait jouer le rôle le plus important, est, au
contraire, passif et ne se modifie que secondairement,
tandis que le vrai processus se passe tout entier dans le
tissu conjonctif.

Partie de France, l'idée première de Verneuil y fit son
chemin, et, sur ce sujet, nous devons signaler les beaux
travaux, un peu épars c'est vrai, de Ranvier et Cornil (2), de
Monod (3), puis le récent ouvrage de Labbé et Coyne (4).

Dès lors, on connaît les tumeurs d'origine conjonctive;
mais cette classe, ajoutée à celle des carcinomes, qu'on
croit aussi de même nature, est loin de comprendre toutes
les tumeurs de la mamelle. Aussi, nous allons voir com-

(1) Billroth. Kranheiten des Brüste (in Pitha und Billroth Handbuch der chirurgie, t. III, 2º partie).

(2) Cornil et Ranvier. Manuel d'histologie pathol.

(3) Contribution à l'étude des tumeurs non carcinomateuses du
sein (Arch. gén. de Médecine, 1875).

(4) Labbé et Coyne. Traité des tumeurs bénignes du sein 1876.

ment l'étude des produits morbides qui échappaient à cette classification fit connaître les tumeurs d'origine épithéliale et vint remettre en cause la question si controversée et si épineuse du cancer.

Primitivement on croyait que les tumeurs épithéliales ou hypertrophies glandulaires correspondaient à des tumeurs bénignes; c'était la conséquence inévitable de la division des tumeurs en homœomorphes et hétéromorphes.

Déjà Lebert, dans l'excellente description qu'il fait du cancroïde cutané, avait cru remarquer des relations entre ces néoplasmes et les glandes sudoripares; il y trouve des parties qui paraissent n'être qu'une hypertrophie de ces glandes. Peu après, Robin (1) décrit à son tour des faits d'hypertrophie des glandes muqueuses de l'utérus. Verneuil, Fuhrer et Reinhart le suivent dans cette voie. Enfin, en 1853, Robin publie un nouveau fait : cette fois, il s'agit d'une tumeur de la mamelle, qui, dit-il, a beaucoup de ressemblance avec les glandes et présente l'aspect et la gravité du cancer. L'année suivante, dans un travail spécial, il donne à ces tumeurs le nom de tumeurs hétéradéniques ou hétéradénomes.

M. Robin vit bien les relations de ces hétéradénomes avec le cancer; il vit bien aussi leur relation avec les hypertrophies partielles ou adénomes de Lebert ; mais, probablement, pour expliquer les différences cliniques, il établit des différences histologiques. Aussi il dit qu'il faut admettre une distinction entre les hypertrophies glandulaires et les productions épithéliales de l'intérieur des glandes, puisque celles-ci détruisent l'élément glandulaire après l'avoir distendu et envahissent les tissus voisins.

(1) Robin. Notes sur quelques hypertrophies glandulaires (Gaz. des hôp., 1852).— Mémoires sur une altération du tissu propre de la mamelle confondue avec le tissu hétéromorphe dit cancéreux (Comptes-rendus de l'Académie des sciences, 1857, t. XLI, p. 535).

Des tumeurs analogues ont été décrites par Broca sous le nom de polyadénomes. Lui aussi voit très-bien les relations et les différences entre ces derniers et les adénomes ; mais, en se résumant, il dit qu'entre l'hypertrophie, l'adénome, le polyadénome et l'épithéliome, la ligne de démarcation est souvent difficile à établir.

Des recherches ultérieures ne font que confirmer les précédentes et tendent à rapprocher de plus en plus certaines de ces altérations glandulaires des carcinomes.

Les travaux de Robin et ceux plus récents de Cornil (1), Rindfleisch (2) et Malassez (3) établissent nettement l'existence du carcinome d'origine épithéliale.

On ne devait pas s'arrêter là, car une doctrine née d'hier vint établir un rapprochement plus intime encore entre le carcinome épithélial et le carcinome vrai que Virchow croyait si différent. Pour les auteurs qui soutiennent cette théorie, l'épithéliome et le carcinome ne seraient que des états différents d'une tumeur de même nature : Waldezer (4), Lucke, Langhans (5), Lancereaux (6). Aussi ces auteurs vont-ils jusqu'à vouloir rejeter le terme de carcinome pour y substituer celui d'épithéliome, qui, employé dans ce sens, ne serait guère préférable, car les tumeurs d'origine épithéliale sont loin d'aboutir à la forme carcinomateuse, c'est-à-dire alvéolaire.

(1) Cornil et Ranvier. Contrib. à l'étud. du développement histologique des tumeurs épithéliales (Journal de l'anatomie, 1869, 1865, 1866.)

(2) Rindfleisch. Traité d'anat. path., trad. Gros, 1875.

(3) Malassez. Sur un cas de cancer encéphaloïde du poumon, in Arch. de physiologie, Charcot, 1876.

(4) Waldeyer. Zur Entywickelung der carcinome (Archiv. f. paholog. anat. und physiol., t. LV, p. 67 1872).

(5) Langhans (T.). Zur patologischen Histologie der weiblichen Brustdrüse (Virchow's. Archiv. fur path. anat. band LVIII).

(6) Lancereaux. Traité d'anat. path. générale, 1875.

Telles sont actuellement nos connaissances sur les tumeurs de la mamelle. Assurément de très-grands progrès ont été réalisés depuis un demi-siècle, et cependant malgré tous ces travaux, pour la plupart d'une grande valeur, la confusion qui a régné longtemps sur cette importante question n'est pas encore entièrement dissipée. La classification des tumeurs de la mamelle, la connaissance approfondie de leurs rapprochements, les relations qu'elles ont entre elles, tout cela manque encore d'une certaine clarté. A quoi cela tient-il ?

Nous croyons que la confusion tient uniquement à un défaut d'entente entre la clinique et l'anatomie pathologique. En effet, depuis l'avénement du microscope, cliniciens et histologistes n'ont pas cessé de se servir des mêmes termes, mais en modifiant leur sens primitif et en leur donnant des significations spéciales; de cette confusion dans les termes naquit une confusion dans les idées, et par conséquent, cliniciens et anatomo-pathologistes décrivent sous le même nom des choses bien différentes, et inversement décrivent les mêmes choses sous des noms différents.

Qu'on nous permette de donner un exemple à l'appui de ce que nous avançons. Le cancer, terme primitivement clinique, servait dans l'idée des chirurgiens et de Velpeau en particulier à caractériser toutes les tumeurs malignes, de quelque nature et de quelque origine qu'elles fussent. Quoique actuellement déjà beaucoup de cliniciens n'emploient plus ce terme que dans le sens clinique, c'est-à-dire dans le sens que lui attribuait Velpeau, il est cependant encore employé comme terme purement histologique. Eh bien! il est évident qu'actuellement, il est impossible d'admettre le terme cancer comme s'appliquant à une espècehistologique déterminée : comme synonyme de carcinome. Il en résulte que ce terme de cancer éveille chez les uns des notions cliniques et chez les autres des notions purement histologiques.

Si inversement nous prenons un autre exemple, celui de l'adénome, nous voyons que ce terme qui, pour Broca et Lebert, était purement histologique, s'est peut-être encore plus modifié que celui de cancer, et, qu'en s'introduisant dans les habitudes cliniques, il a perdu presque complètement son sens primitif, et on peut affirmer que pour la majorité des chirurgiens, l'adénome est devenu un terme clinique presque synonyme de tumeur bénigne, et par là même opposé pour ainsi dire au cancer; en réalité, il est loin d'en être ainsi, car les tumeurs adénoïdes ne correspondent pas constamment à des tumeurs bénignes.

Peut-on faire disparaître cette confusion ? Le remède, qu'on nous permette cette expression, ne nous paraît pas impossible; il consisterait à décrire à part les formes cliniques et les formes anatomo-pathologiques; en un mot, il faudrait que le clinicien se bornât à employer des termes cliniques, et que l'histologiste ne se servît que de termes histologiques. Alors, plus de confusion. Les tumeurs une fois envisagées sous ces trois points de vue différents, il reste à étudier quelles sont les relations existantes entre ces deux aspects divers, on voit alors que la texture histologique ne répond pas exactement à des formes cliniques déterminées, et réciproquement que les formes cliniques ne correspondent pas à des formes histologiques. Il ne faut donc pas s'étonner si, dans l'examen d'une même tumeur, il y a divergence entre le clinicien et l'histologiste; ils ne se contredisent pas pour cela. Prenons un dernier exemple : un chirurgien donne à un histologiste une tumeur à examiner; le diagnostic porté est adénome. L'histologiste examine, il trouve quoi? Un fibrome, un sarcome, un epithéliome typique, un épithéliome métotypique. Est-ce à dire que le chirurgien se soit trompé, que l'histologiste se soit trompé? Non; il ne s'ensuit pas une contradiction réelle, mais seulement apparente. Chacun d'eux s'est placé à son point de vue spécial.

Cette méthode d'examiner les tumeurs est du reste celle qui est employée au laboratoire du Collége de France : or, les tumeurs envoyées pour être soumises à l'examen sont toujours accompagnées d'un résumé des caractères cliniques et du diagnostic du chirurgien. Puis ensuite, la tumeur est étudiée sous les deux aspects macroscopiques et surtout histologiques. Et, en dernier lieu, on établit les relations entre les différentes formes ; en effet, un bon diagnostic ne peut être porté qu'après avoir fait soigneusement ces trois examens.

Notre première idée, en commençant ce travail, avait été de nous occuper de toutes les tumeurs de la mamelle, mais nous nous aperçumes bien vite, qu'en entreprenant cette besogne, nous n'avions eu aucune idée de la lourdeur de la tâche que nous allions nous imposer : étudier en même temps les tumeurs d'origine conjonctive, les tumeurs d'origine épithéliale, et aussi les tumeurs mixtes, c'est-à-dire celles qui tiennent des deux variétés à la fois, était très-long et certainement au-dessus de nos forces. Quoique aidé des bons conseils de notre jeune maître et ami Malassez, qui voulut bien mettre à notre disposition toute sa belle collection des pièces (du laboratoire du Collége de France, qu'il dirige), nous crûmes devoir restreindre le cadre de notre sujet. Les tumeurs mixtes demandaient une longue expérience que nous n'avons pas ; les tumeurs conjonctives sont assez bien connues et ont été récemment plus spécialement décrites par Labbé et Coyne ; nous nous bornerons donc à l'étude des tumeurs d'origine épithéliale, c'est-à-dire à des tumeurs d'origine commune, et qui forment une même espèce pathologique.

Sous le nom d'épithéliôme, que nous ne faisons que substituer à celui de tumeur d'origine épithéliale, sans y attacher d'autre caractère, nous comprenons toutes les tumeurs qui ont leur point de départ dans l'épithélium glandulaire; le tissu conjonctif, sain au début, n'est jamais altéré que secondairement. Cette définition, purement histologique, correspond assez mal avec ce que les chirurgiens appellent aujourd'hui épithéliome, dont ils font un synonyme de cancroïde; nos épithéliomes ne répondent pas tous à des néoplasmes malins. Ils constituent des tumeurs de forme et de gravité très-variable, et qui, au premier aspect, paraissent n'avoir entre elles aucune ressemblance, aucune relation.

La série des épithéliomes comprend macroscopiquement des adénomes, des kystes, des squirrhes et des encéphaloïdes; cliniquement des tumeurs bénignes et malignes ; et enfin, au point de vue histologique, les altérations nombreuses qui portent sur les cellules et sur les parois nous ont permis d'en décrire trois groupes très-différents les uns des autres.

Le premier groupe renferme des tumeurs dans lesquelles l'épithéliome n'est pas ou peu altéré ; cette forme est caractérisée par des dilatations glandulaires.

Le deuxième groupe comprend des tumeurs dans lesquelles l'épithélium est altéré dans un ou plusieurs de ses caractères normaux; la membrane propre persiste et par conséquent la disposition glandulaire est respectée.

Dans le troisième groupe, enfin, outre les altérations de l'épithélium, la disposition glandulaire a disparu, et les masses épithéliales sont libres au milieu du tissu conjonctif : c'est le vrai carcinome.

Cette façon d'envisager les tumeurs aux trois points de vue clinique, histologique et macroscopiques montre manifestement que les formes basées sur ces différents points de vue ne se correspondent pas parfaitement, et que le diagnostic ne peut être fait complètement à l'aide d'un seul de ces examens. Pour bien nous faire comprendre, nous dirons donc de nouveau qu'on peut rencontrer des tumeurs malignes ayant la forme macroscopique d'adénome, de kystes, de squirrhe et d'encéphaloïde. Inversement, que toutes ces formes peuvent correspondre à des tumeurs bénignes.

. Avant de terminer, qu'il me soit permis d'adresser ici mes plus sincères remerciements à mon ancien maître M. Duplay, et à M. Masson, éditeur, pour la gracieuseté qu'ils m'ont faite en me permettant d'intercaler dans ma thèse les cinq figures qui sont destinées à l'ouvrage de pathologie externe de Follin et Duplay ; ces planches ont été prises sur des préparations de M. Malassez, dont je n'ai plus à faire connaître l'extrême obligeance.

PREMIER GROUPE.

Épithéliomes typiques.

Dans le groupe, nous réunissons toutes les tumeurs dans lesquelles l'épithélium glandulaire conserve sa forme, son volume, sa structure et sa disposition normale. Les seules modifications appréciables portent sur les acini, qui sont très-dilatés, et dont l'agglomération constitue des tumeurs de volume variable, les unes à aspect adénoïde, et quelques autres véritablement kystiques.

Ce résumé sommaire des principaux caractères des épithéliomes est préférable sans doute à une définition plus concise ; mais comme cependant il nous faut en donner une, nous choissons volontiers avec Malassez, celle d'épithéliome typique, ou bien encore, pour me servir d'une expression ou mieux d'un terme très-employé naguère, j'accepte celle d'épithéliome homœomorphe (1) ; en

(1) Ici le terme homœomorphe n'a pas précisément le sens qu'on lui attribuait autrefois, nous la restreignons à la cellule épithéliale.

effet, les éléments constituants de ces tumeurs ressemblent complètement aux éléments normaux, c'est assez dire u'au point de vue clinique, ce sont des tumeurs bénignes.

DESCRIPTION HISTOLOGIQUE.

Sans vouloir entrer dans de longs développements sur la texture intime de la mamelle, il me paraît presque in-spensable, avant de commencer la description histo-ogique des tumeurs épithéliales, d'exposer rapidement cette question, encore assez mal connue en France, tout au moins jusqu'aux derniers travaux de Cadiat, de Labbé et Coyne.

Pour atteindre ce but, il suffira d'étudier un lobule ou un cul-de-sac glandulaire pris dans une mamelle d'une femme morte en couches, ou mieux encore, en état de ges-tation assez avancée.

On sait, en effet, qu'à l'état de repos de l'organe, ces éléments sont difficiles à étudier tant ils sont rudimen-taires ; pour certains auteurs même, les culs-de-sac glan-dulaires ne se développeraient qu'au moment de la gros-sesse : c'est l'opinion de Langer et de Cadiat, opinion qui nous paraît tout au moins exagérée.

Le cul-de-sac glandulaire est une véritable mamelle réduite à sa plus simple expression, pourvu de tous les éléments capables de sécréter le lait. Ce petit, ou mieux ces petits organes, ont une forme ovoïde et des dimensions variables ; examinés vers la fin de la grossesse, ils ont une moyenne de douze à vingt millièmes de millimètres de longueur, sur une largeur un peu moindre ; pour Langhans, au contraire, ils ont seulement de quatre à cinq centièmes de millimètres; cette différence s'explique très-bien, car Langhans ne dit pas à quelle époque de la gestation en était le sein qu'il examinait.

Pendant la lactation, ces éléments prennent un développement considérable à ce point, qu'ils sont souvent perceptibles à la loupe.

Par une de ces extrémités, l'acinus s'abouche dans un conduit excréteur et présente à cet endroit un rétrécissement considérable. Comme structure, il est entièrement constitué par une membrane d'enveloppe et une couche épithéliale.

La membrane amorphe, réfringente, parait très-granuleuse et parait être sans structure; quelques auteurs en font une dépendance de la trame conjonctive périphérique qui, à cet endroit, devient très-lâche, et contient une grande quantité de vaisseaux et de noyaux cellulaires.

Depuis longtemps, on avait reconnu, dans la membrane propre, des cellules connectives (Henle), sans préciser leur siége. Langer, lui-même, reconnait à la face interne de la membrane propre, immédiatement au-dessous de la couche épithéliale, une membrane réticulée. Enfin, Langhans, complétant cette étude, décrit très-longuement une couche cellulaire fénétrée, qu'il croit de nature connective, et à laquelle il fait jouer un très-grand rôle dans les modifications des acini; de plus, il établit un rapport intime entre cette membrane et la couche amorphe transparente qui, pour lui, ne serait autre qu'un produit, une sécrétion de cette membrane connective. Il nous a été donné de voir, sur les préparations de Malassez, les aspects qui paraissent se rapporter à ces descriptions de Langhans et de Langer; c'est surtout dans des préparations prises sur des mamelles malades, et par conséquent dans des acini dilatés, que cette disposition se voit le plus nettement. Malassez est porté à croire que cette membrane est de nature musculaire; cette idée avait du reste déjà été émise

Deffaux.   2

autrefois. Il y a évidemment là une disposition spéciale qu'il serait important de bien connaitre.

Sur cette couche, que nous nommerons subépithéliale, pour ne rien préjuger de sa nature, repose l'épithélium ; celui-ci forme un revêtement régulier, à une seule rangée des cellules cubiques et légèrement aplaties.

Ces cellules sont très-petites, dans une glande au repos, mais elles deviennent énormes au moment de la lactation.

Vers l'orifice du conduit galactophore, l'épithélium se modifie : c'est, au contraire, le diamètre perpendiculaire qui l'emporte; Déjà donc l'épithélium tend à revêtir la forme qu'il a dans les conduits, c'est-à-dire la forme cylindrique.

A ce niveau, nous l'avons dit déjà, on observe un rétrécissement très-prononcé; ajoutez à cela la dimension plus considérable de l'épithélium ; il en résulte donc un orifice assez étroit, une sorte de sphincter qui doit être un obstacle à l'écoulement de la sécrétion, et peut permettre une légère distension de l'acinus.

De toute part, l'acinus est entouré par la trame conjonctive à laquelle il est réuni par un tissu lâche et vasculaire.

Cette petite digression sur le terrain histologique normal nous permettra, sans aucun doute, de mieux saisir les altérations glandulaires que nous décrirons dans les épithéliomes.

Si on étudie comparativement deux lobules, l'un sain et l'autre malade, ce qui frappe tout d'abord à l'examen microscopique dans ce dernier, c'est le développement relativement énorme des culs-de-sac glandulaires. En effet, ces éléments sont augmentés dans les proportions de dix, vingt, trente et même quarante fois leur volume normal; cet accroissement porte du reste très-irrégulièrement sur les lobules, et même sur les acini d'un même lobule. Tous les culs-de-sac ne prennent pas une égale part à la dilatation : quelques-uns s'atrophient; ce développement, très-irrégulier, est le propre des tumeurs épithéliales ;

c'est ce que Broca a bien signalé dans sa description des polyadénomes, qui ne sont autres que les tumeurs que nous décrivons sous le nom d'épithéliomes.

En outre, la préparation, vue à un faible grossissement, est très-curieuse; elle présente une surface criblée de petits orifices en général circulaires, ovalaires, assez souvent irréguliers, tous disséminés avec un certain ordre au milieu d'un tissu conjonctif normal. C'est cet aspect qu'on a comparé à la coupe d'un rayon de miel.

Si on passe à l'examen des éléments glandulaires, on ne trouve rien qui ne soit normal; l'épithélium est cubique, légèrement aplati et disposé en une seule couche à la face interne de la membrane amorphe; sans doute les cellules épithéliales ont proliféré pour revêtir la membrane, considérablement augmentée en surface, mais elles ont reproduit des éléments de forme normale ou typique; d'où la dénomination anatomique d'*épithéliomes typiques*, que nous proposons pour ces lésions.

La cavité circonscrite par la membrane propre, doublée de cette couche épithéliale, est comblée par un liquide à caractères assez variables; c'est le plus souvent un liquide muqueux qui ressemble à du colostrum; tantôt, au contraire, ce liquide est trouble, visqueux, et tient en suspension des débris épithéliaux. Ces différents aspects tiennent sans doute à des âges différents du liquide; assez souvent dans les kystes les plus volumineux il est grisâtre, noirâtre même, c'est-à-dire sanguinolent. Ce liquide est une sécrétion, ou mieux une métaphorphose des cellules épithéliales elles-mêmes; et même souvent il s'y ajoute, surtou dans les kystes à végétations, un épanchement sanguin plus ou moins abondant.

La membrane d'enveloppe, à double contour et réfringente, se laisse constater très-facilement; elle est souvent plus brillante qu'à l'état normal; cela tient-il à son léger degré d'hypertrophie, comme le veulent Broca et Longhans?

Contrairement à l'opinion qui a cours généralement, le stroma mammaire, c'est-à-dire le tissu conjonctif interposé entre les culs-de-sac glandulaires, ne subit aucune modification, ne prend aucune part aux altérations; il est absolument passif, se laisse comprimer, refouler par la distension des culs-de-sac glandulaires, et paraît plus condensé.

Les lésions ne sont cependant pas toujours aussi simples, aussi nettes que celles que nous venons de décrire. Assez souvent on rencontre une autre forme qui coexiste avec la précédente dans la même tumeur (formes bien décrites par Billroth et par Labbé et Coyne); dans ce cas, la couche épithéliale, au lieu d'être lisse et unie, est au contraire soulevée en certains endroits; elle devient irrégulière, villeuse; quelquefois même on y remarque de véritables petites végétations plus ou moins volumineuses, plus ou moins allongées et de formes très-variées (la figure 1 présente dans beaucoup de ses cavités microscopiques des végétations épithéliales rudimentaires). Ces végétations sont constituées de la façon suivante : si elles sont très-petites, elles sont purement épithéliales; sont-elles plus volumineuses, plus allongées, quelques fibrilles de tissu conjonctif très-minces servent souvent de soutien à des capillaires sanguins nombreux terminés soit en anse, souvent en ampoule; le tout est tapissé par une couche épithéliale absolument semblable à celle qui revêt les parois kystiques. Ces formes végétantes ont dû souvent être confondues avec des végétations sarcomateuses et myxomateuses; et sans doute les épithéliomes que nous décrivons ont été pris pour des tumeurs d'origine conjonctive. Dans ces cas en effet, les deux processus, épithélial et conjonctif, semblent évoluer concurrement dans une même mamelle; ici les tumeurs mixtes sont aussi fréquentes que dans la parotide et le testicule. Mais ne sortons pas de notre sujet, et ne cherchons pas à rendre plus complexe encore l'étude

que nous avons entreprise. Dans les cas d'épithéliome que
nous avons pu observer, le diagnostic histologiqne nous a

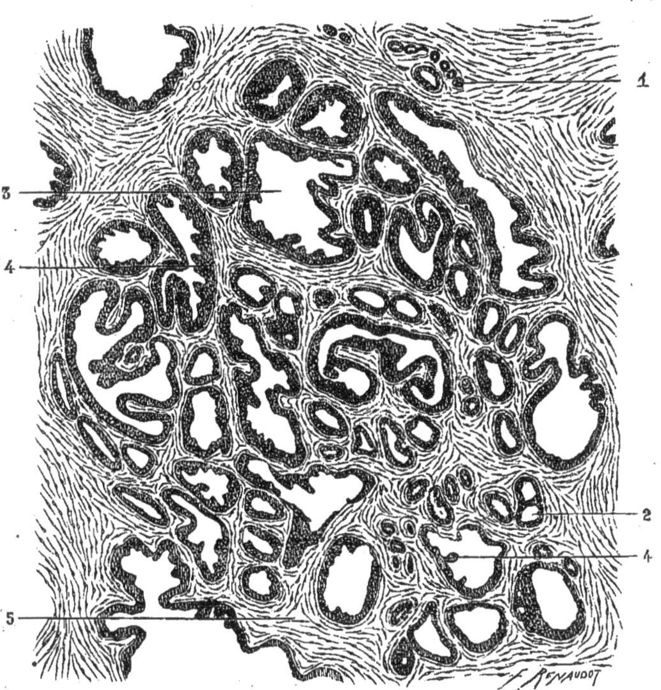

Fɪɢ. 1.   - Cravée pour le traité de pathologie externe de
MM. Follin et Duplay.

Epithélioma kystique.
.1 Cavités glandulaires peu altérées.
2. Cavités devenant kystiques.
3. Cavité kystique avec végétation.
4. Végétations épithéliales.

paru en général assez facile à faire ; le meilleur caractère
différentiel pour distinguer les végétations épithéliales des

conjonctives, c'est que, outre que les végétations épithéliales ne contiennent que très-peu de fibres conjonctives, le tissu intermédiaire aux culs-de-sac, fait très-important, présente des caractères absolument normaux; il est intact, ne déforme pas les éléments glandulaires, tandis que dans les tumeurs fibromateuses ou sarcomateuses, il subit des modifications considérables.

Assez souvent, mais principalement dans des tumeurs déjà anciennes, on rencontre des kystes plus volumineux; les uns, les plus rares, a parois régulières ou végétantes; d'autres, plus fréquents, sont anfractueux, irréguliers, à surface interne déchiquetée, à grosses végétations très-différentes des autres, qui ne sont le plus souvent que des débris de cloisons qui séparaient les acini.

FORMES MACROSCOPIQUES.

La classe des épithéliomes typiques correspond à des affections en apparence très-différentes les unes des autres. Certaines d'entre elles sont tellement petites et si intimement liées à la glande mammaire qu'elles ne forment pas de tumeurs appréciables; et ce n'est guère qu'à l'autopsie, dans des mamelles saines d'ailleurs, que l'on a par hasard l'occasion de les constater.

Plus souvent, au contraire, les épithéliomes sont des tumeurs de volume moyen, assez mal limitées, légèrement diffuses, et qui paraissent se continuer avec le tissu mammaire, ce qui ne permet pas de les circonscrire facilement. C'est ordinairement la forme que revêtent les épithéliomes au début. En effet, deux ou plusieurs lobules (contrairement à l'opinion de Billroth) (1) sont le siége d'une prolifération épithéliale qui envahit irrégulièrement les groupes

(1) Pour Billroth dans cette variété de tumeur il n'y a que rarement plusieurs lobules atteints.

de culs-de-sac, et ce n'est qu'en grossissant que les lobules se réunissent pour former des tumeurs plus circonscrites et plus mobiles. C'est cette forme qu'on a eu le plus souvent l'occasion de rencontrer. A périphérie généralement irrégulière, légèrement bosselée, les épithéliomes typiques revêtent surtout deux formes si différentes, qu'au premier abord il peut paraître étrange de ranger dans un même groupe des altérations en apparence si opposées; et cependant ces deux formes ne sont que des degrés, des âges différents d'un même processus. Nous avons signalé la forme adénoïde et la forme kystique.

C'est, du reste, sur des sections de ces tumeurs qu'on peut le mieux se rendre compte de ces aspects différents.

La forme adénoïde, la plus fréquente, présente sur sa surface de section des aspects variables selon les cas : tantôt cette surface est blanchâtre, ou d'un blanc légèrement grisâtre, à surface assez lisse, et parsemée d'une masse de petits orifices, de petits trous plus ou moins réguliers, desquels on peut faire sourdre une légère quantité de liquide assez analogue à du lait ou du colostrum : c'est la forme criblée, tantôt au contraire la surface est moins uniforme, elle est fortement rosée, surtout par petits îlots, par petites zones, et produit une quantité considérable de petits points granuleux ou grenus.

Ces deux états, qui n'avaient pas échappé à Cooper et à Velpeau (qui examinaient sans le secours du microscope), se montrent en quelque sorte simultanément sur une même coupe, et correspondent aux cavités kystiques microscopiques que nous avons décrites. L'aspect criblé tient aux petits kystes à contenu liiquide, et l'aspect granuleux correspond mieux à la forme végétante; ce sont ces aspects qu'on appelle aspect gandulaire, aspect adénoïde : ce dernier est encore bien plus nettement accusé dans la forme métatypique.

Par contre, dans la forme véritablement kystique, on rencontre des cavités beaucoup plus grandes, mais en très-

petit nombre. On en compte une, deux, trois, rarement
davantage; cette disposition cavitaire domine quelquefois
tellement qu'elle a pu induire le chirurgien en erreur, et
faire croire à des maladies particulières, à des kystes essen-
tiels, qu'on opérait par simples ponctions. Ces tumeurs à
forme kystique doivent être extirpées, et en effet l'examen
macroscopique permet toujours de retrouver, accolée en
un certain endroit aux parois de la cavité, une masse plus
ou moins considérable de glande mammaire, dans laquelle
on retrouve manifestement l'état adénoïde de la première
forme.

Quelques-uns de ces kystes ont encore leurs parois lisses,
à peine hérissées de végétations; mais ordinairement les
plus grandes sont anfractueuses, irrégulières, et projettent
dans la cavité de longs débris flottants, qui ne sont la plupart du temps que des débris du stroma altéré.

FORME CLINIQUE.

A ces formes histologiques et macroscopiques correspondent des formes cliniques différentes, mais également
bénignes; car la présence des kystes n'ajoute rien à la gravité; elle peut tout au plus faire méconnaître la vraie
nature de la tumeur. Ces épithéliomes répondent aux ex-
cellentes descriptions qui en ont été données par Broca et
Robin, c'est-à-dire que ce sont des tumeurs de petit ou de
moyen volume, rondes ou ovoïdes, légèrement bosselées,
mobiles sous la peau et roulant sous le doigt, pédiculées,
respectant les ganglions, et naturellement bénignes ; cependant des caractères aussi nets conviennent bien mieux aux
tumeurs adénoïdes d'origine conjonctive, c'est-à-dire aux
fibromes, aux sarcomes, etc., et actuellement il est encore
assez difficile de donner une bonne description clinique de
la forme d'épithéliome que nous étudions spécialement.

Cependant, si on y cherchait des caractères différentiels

d'avec les précédentes, il faudrait les trouver dans l'irrégularité de la surface, qui se laisse bien moins limiter, surtout au début, et aussi dans la moins grande mobilité. Ces
épithéliomes adénoïdes ne se déplacent guère qu'en masse
avec le tissu mammaire.

La forme et la consistance ne suffisent pas à les différencier; néanmoins la forme adénoïde conserve très-longtemps sa dureté et ne se ramollit que très-rarement. Elle
contient si peu d'éléments épithéliaux ! Cela n'a rien qui
puisse étonner. La forme kystique seule peut donner assez
souvent la sensation de fluctuation, mais il faut alors que
le kyste soit assez volumineux.

Certains auteurs attachent, nous croyons, à juste raison,
de l'importance à deux caractères : d'abord à l'écoulement
par le mamelon ; on a noté l'ècoulement dans toutes les
maladies possibles de la mamelle. Broca, nous croyons, l'a
trouvée plus fréquemment dans les adénomes à prédominance des culs-de-sac. Quant au second caractère, le poids
de la tumeur, ce n'est guère que dans la forme que nous
décrirons plus loin qu'on a des chances de le rencontrer,
puisqu'il est dû surtout à de grandes masses de cellules
épithéliales agglomérées.

La marche de ces tumeurs est assez lente, régulière, contrairement aux fibromes et anx sarcomes surtout, ils ne se
développeraient pas par saccades (Labbé et Coyne). Néanmoins, après être restées longtemps stationnaires, elles peuvent se mettre tout à coup à évoluer de nouveau et aboutir à
des formes malignes ; ce n'est pas une transformation,
comme on le croyait autrefois, la nature de la tumeur ne
change nullement. Ces cas sont heureusement assez rares,
et le plus souvent les formes cliniques répondant aux formes
histologiques, franchement typiques, sont bénignes.

On doit poser, en principe, qu'il faut extirper toutes les
tumeurs d'origine épithéliale; il serait donc très-important
de pouvoir les différencier sûrement des tumeurs d'origine
conjonctives. Récidivent-elles ? Malheureusement, les

quelques cas que nous avons vu datent de trop peu de temps pour pouvoir émettre une opinion.

PHYSIOLOGIE PATHOLOGIQUE.

De nombreuses théories ont été émises sur le mode de développement de ces espèces morbides. Mais cette question est encore loin d'être élucidée. *A priori*, on peut supposer que toutes ces petites cavités ont leur origine dans les acini glandulaires, et que leur dilatation est le produit non d'une prolifération, mais bien mieux d'une excrétion anormale exagérée. Ce fait est possible, et sans doute fréquent, mais alors il faut admettre une oblitération plus ou moins complète du conduit ou de l'orifice au niveau de l'acinus pour expliquer la dilatation. Nous croyons, en effet, que la majorité des acini prend part à cette dilatation, et se trouve être, de la sorte, le point de départ de toutes les petites cavités microcystiques : l'écoulement par le mamelon dans les cas d'épithéliums en est une preuve évidente.

Mais, d'autre part, des auteurs très-autorisés prétendent que, sinon toutes, beaucoup de ces dilatations. du moins, sont des néoformations complètes ; de ce nombre je citerai Broca et Robin. La question est difficile à trancher et n'a pu être résolue jusqu'ici. Cependant, si on en juge par analogie, l'opinion de ces auteurs paraît être acceptable, car M. Malassez a décrit de ces néoformations dans les ovaires, mais il lui a été impossible de les démontrer dans la mamelle, qui se prête très-mal à ce genre d'examen.

Robin, et Cadiat après lui, admettent qu'il se forme de toutes pièces des acini qui sont complètement privés de canal excréteur. Le liquide sécrété serait la seule cause de la dilatation. de la cavité. Il est difficile de constater ce fait ; mais, avouons cependant que dans les préparations il est rare de retrouver la communication du conduit avec l'acinus : cela serait-il une preuve à l'appui de l'idée de Robin ?

Encore une fois l'écoulement par le mamelon prouverait qu'il n'en est pas toujours ainsi. Dans Langhans, nous trouvons une autre théorie, et nous la donnons sans commentaires. Langhans, après avoir décrit la membrane propre glandulaire, et sa couche fenétrée, connective pour lui, musculaire pour d'autres, ajoute qu'on ne peut refuser à cette membrane de prendre part, par sa prolifération, à l'agrandissement des cavités glandulaires, et que de même on ne peut se refuser de lui attribuer l'oblitération de ces cavités (pour lui le processus ne serait donc pas exclusivement épithélial). Mais ce qui diminue singulièrement la valeur de son assertion, c'est qu'il avoue ensuite qu'elle n'est qu'une simple supposition, car il n'a pas, à l'appui, d'observations microscopiques. Langhans aussi n'a jamais retrouvé de communication avec le canal excréteur, et il n'est pas éloigné non plus d'admettre des kystes de nouvelle formation.

Pour nous résumer, nous dirons donc qu'on peut admettre que les kystes sont formés par l'agrandissement, la dilatation des culs-de-sac glandulaires normaux, et probablement aussi, mais accessoirement, par des acini néoformés, que les plus volumineux, les plus irréguliers, paraissent provenir, non d'un acinus, mais de la réunion ou de la fusion de plusieurs culs-de-sac, et que les irrégularités, les végétations de la face interne de ces grandes cavités ne sont, la plupart du temps, que des débris des cloisons intermédiaires aux acini. Loin de nous l'intention de dire que toutes les végétations reconnaissent cette origine ; du reste, les véritables végétations épithéliales renferment à peine quelques fibrilles conjonctives.

D'après ce rapide exposé, nous voyons que le point de départ des épithéliomes réside tout entier dans le cul-de-sac glandulaire, et même mieux dans le revêtement épithélial. Le processus est donc très-différent de celui qui se passe au début dans les tumeurs conjonctives, dans lesquelles l'épithélium, à son tour, ne s'altère que secondairement. Nous devons cependant ajouter que cette façon de voir n'est pas encore unanimement partagée : ainsi, pour Cadiat et sans doute aussi pour Robin, le plus grand nombre des tumeurs du sein débuterait dans l'épithélium, par la forme microcystique ou adénoïde, et ce n'est que secondairement que les modifications surviendraient dans le stroma ou les parois pour arriver à former les différentes tumeurs décrites comme conjonctives et épithéliales. Aussi Cadiat et Robin arrivent-ils à décrire des états différents, mais successifs : les adénomes, les kystes, les cysto-sarcomes et les tumeurs fibro-plastiques. Ils cherchent, pour ainsi dire, à unifier toutes les tumeurs de la mamelle tout au moins comme nature.

SECOND GROUPE

Épithéliomes métatypiques.

Les épithéliomes qui constituent ce groupe sont caractérisés par des modifications des éléments épithéliaux, modifications qui portent soit isolément sur l'un ou l'autre de leurs caractères normaux, c'est-à-dire soit sur le volume, la forme, soit sur le groupement des masses cellulaires, soit sur tous à la fois. Mais la membrane propre persiste, et par conséquent la disposition glandulaire est conservée.

Par opposition aux épithéliomes du groupe précédent, et pour les différencier, on pourrait, croyons-nous, les appeler épithéliomes métatypiques ou atypiques. Le terme d'épithéliome hétéromorphe s'appliquerait moins bien dans ce cas et ne serait pas exact.

Les masses cellulaires qui dérivent naturellement des cellules épithéliales normales se multiplient, prolifèrent en grande quantité; mais elles n'arrivent pas à une évolution complète, c'est-à-dire qu'elles n'arrivent pas à reproduire des cellules normales typiques et peuvent se laisser envahir par des dégénérescences multiples.

Cliniquement, ce sont des tumeurs qu'on ne peut raisonbablement ranger ni dans les bénignes ni dans les malignes. Cependant, si on n'y prend garde et si la chirurgie n'intervient à temps pour les arrêter dans leur évolution, elles aboutissent fréquemment à une issue funeste.

DESCRIPTION HISTOLOGIQUE.

Entre ces deux formes, si différentes histologiquement, c'est-à-dire entre l'épithéliome typique et l'épithéliome métatypique, il existe évidemment des formes transitoires intermédiaires que nous ne pouvons décrire, car il nous faudrait établir des subdivisions considérables, et nous risquerions fort d'être confus; nous nous voyons donc dans la nécessité d'établir, entre les différentes lésions, des limites un peu artificielles et de comprendre dans telle forme des altérations qui ont une grande ressemblance avec d'autres, que nous avons été obligé de décrire dans une autre forme. Il y a plus même, si on n'adoptait pas des types définis, la description de ces tumeurs serait très-difficile et très-complexe, car souvent dans une même tumeur, on rencontre toute la série d'altérations possibles, depuis l'épithéliome typique jusqu'à la forme carcinomateuse, en même temps que tous les états intermédiaires; ce fait de la multiplicité de lésions à des degrés différents est le propre des tumeurs épithéliales, et l'on comprend l'importance qu'il y a à étudier de semblables néoplasmes sur des points et dans des endroits différents, sous peine de commettre des erreurs de pronostic très-préjudiciables, surtout pour le malade, mais aussi pour l'honneur du chirurgien.

Ainsi donc, 'un de ces états intérmédiaire, une de ces formes batardes nous est révélée par l'examen microscopique. Rarement la tumeur entière, mais assez fréquemment quelques points d'une tumeur montrent des cavités acineuses, modérément distendues et tapissées par une

couche épithéliale uniforme; rien n'est modifié dans l'épithélium, sauf le volume (I, fig. 2); les cellules n'ont rien
perdu de leur forme, de leur régularité, mais elles sont
énormes; elles se laissent reconnaître très-facilement à ce
caractère: que le picrocarminate d'ammoniaque les colore
en jaune pâle. Quoique les lésions soient peu accusées,
nous avons cru néanmoins devoir décrire cette forme dans
les épithéliomes métatypiques.Il existe encore une quantité
de tumeurs épithéliales intermédiaires, à lésions plus ou
moins prononcées, que nous ne pouvons toutes décrire;
hâtons-nous donc d'arriver aux formes que nous avons
prises comme types de notre description des épithéliomes
à cellules métatypiques.

Ici ce sont des altérations de forme et de volume, ailleurs
toutes les altérations sont réunies. On conçoit naturellement que plus les modifications épithéliales sont profondes
et l'évolution rapide, plus les tumeurs correspondront à
des formes cliniques malignes.

Dans les formes qui nous occupent actuellement,
l'epithélium généralement est disposé en revêtement plus
ou moins régulier, sur plusieurs couches; mais deux
surtout méritent de fixer l'attention : dans l'une, la plus
fréquente, l'épithélium remplit toute la cavité; les cellules
qui constituent ces masses sont disposées pêle-mêle et sans
aucun ordre (fig. 2); celles qui tapissent la surface interne
de la membrane propre conservent un semblant de revêtement, une apparence de régularité, mais à mesure qu'on
s'éloigne de la membrane propre, elles sont plus irrégulièrement distribuées et leur aspect se modifie; enfin les
plus centrales très-irrégulières, étouffées et manquant sans
doute des apports nutritifs sont rapidement envahies par
la dégénérescence graisseuse, elles constituent des masses
caséeuses jaunâtres; assez souvent elles sont réduites en
une sorte de bouillie de façon à former des petits kystes,
kystes par dégénérescence granulo-graisseuse de Labbé et
Coyne. Quelquefois enfin, la partie liquide est résorbée et

il resté des masses granuleuses agglomérées qui constituent
sans doute la grande majorité de ce qu'autrefois on décri-
vait sous les noms de kystes athéromateux et surtout kystes
caséeux, kystes butyreux (Velpeau).

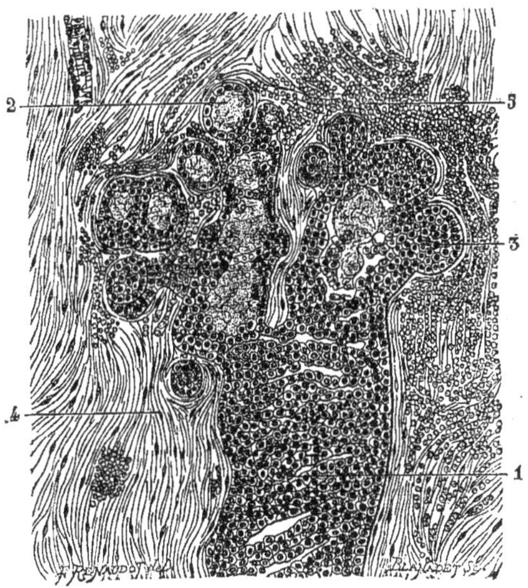

FIG. 2. — Gravée pour le traité de pathologie externe de
MM. Follin et Duplay.

1. Conduit galactophore dilaté par la prolifération de son épithélium.
2. Acinus kystique.
3. Acinus plein de cellules épithéliales.
4. Tissu conjonctif sain.
5. Tissu conjonctif infiltré de petites cellules.

La deuxième forme, plus rare, présente une disposition
très-remarquable. Contrairement à ce que nous venons
de voir dans la forme précédente, l'épithélium conserve,
tant bien que mal, sa forme de revêtement en plusieurs
couches, au nombre de deux, quatre, six et plus ; mais la
plus interne, qui circonscrit une petite cavité kystique, dans

beaucoup de cas a repris sa disposition en revêtement régulier et, chose plus étrange, l'épithélium a repris sa forme
normale typique. Ce fait a été mis en relief par Malassez et
si on ne l'explique pas très-bien, il montre du moins
que dans des conditions déterminées, mais que nous ne
saisissons pas bien, l'épithélium, arrivé au plus haut degré d'altération, peut reproduire des cellules tout à fait
normales.

Les conduits glandulaires des portions malades sont le
plus souvent le siége de lésions analogues à celles des
culs-de-sac glandulaires. Ils sont remplis des mêmes éléments épithéliaux, et très-souvent ils sont le siége de dilatations et de déformations considérables (fig. 2).

Là ne se bornent pas les seules altérations de l'épithélium ; la forme, et pour ainsi dire, la texture des cellules
subissent des modifications très-importantes ; il n'y a plus
rien de normal. Outre que les éléments sont très-volumineux, polymorphes, irréguliers et très-souvent polyédriques
ou prismatiques, ils présentent les formes les plus diverses.
Les cellules sont rondes ou anguleuses, en raquettes ou fu-

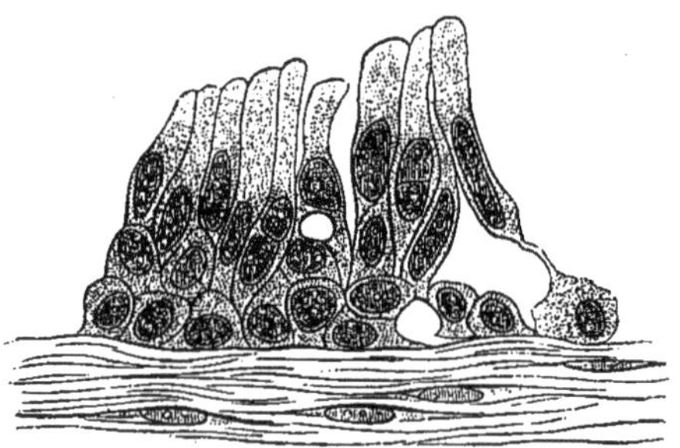

Fig. 3. — Gravée pour le traité de pathologie externe de
MM. Follin et Duplay,

Revêtement d'une cavité kystique constituée par de grosses
cellules cylindriques multi-nucléaires (état intermédiaire).

siformes ; elles contiennent des noyaux nombreux et volumineux, lesquels, à leur tour, sont remplis de nucléoles

brillants : en un mot elles ont tous les caractères des cellules carcinomateuses. Certaines de ces cellules, celles surtout qui forment les couches superficielles de revêtement des petits kystes, présentent fréquemment la disposition suivante, qui est très-nette dans la figure 3. Une stratification de deux ou plusieurs couches de cellules plus ou moins altérées, plus ou moins irrégulièrement rangées, revêt la face interne de la cavité, mais la couche superficielle, c'est-à-dire celle qui est en contact avec l'air du kyste, est formée de longues cellules allongées cylindriques, renfermant un ou plusieurs noyaux agglomérés en une seule masse sphérique ou plutôt ovalaire ; ce noyau occupe toujours, dans la cellule, l'extrémité en contact avec la couche sous-jacente, tandis que la plus grande portion de cette cellule, privée de tout élément nucléaire, s'avance vers le centre de l'excavation et forme par sa juxtaposition avec ses voisines une gange hyaline à bords très-nets, au-dessous de laquelle on aperçoit très-nettement la couche des noyaux, surtout s'ils ont été traité par le picro-carminate d'ammoniaque qui les colore fortement en rouge foncé.

Cette description est celle que donnent Hermann et Tourneux des cellules des petits kystes qu'ils ont examinés dans une tumeur du sein (chez un homme), tumeur qui répond sans doute à un épithéliome carcinomateux et qui a été extirpé par M. Lannelogue en 1876. (Voir Robin, *Journal anat. et phys.*, 1876, note sur un cas d'hétérologie consécutive à un épithélioma du sein.)

L'état de la membrane propre a beaucoup attiré l'attention des histologistes dans les derniers temps ; elle persiste, caractère très-important sur lequel tout le monde est d'accord, mais cependant avec certaines modifications. Les uns la trouvent épaissie, les autres amincie, mais ce désaccord peut s'expliquer assez facilement, car ces deux états ne correspondent sans doute qu'à des périodes différentes. Sur des préparations bien faites, on peut voir que sa couche interne, c'est-à-dire la membrane fenétrée, est manifestement dissociée par les cellules épithéliales qui s'infiltrent dans ses mailles, et s'y forment autant de petites loges ne renfermant qu'une ou quelques cellules, comme au début de l'épithéliome carcinomateux ; alors la portion amorphe, transparente de cette membrane, n'est plus visible. Echappe-t-elle à l'observation ou bien a-t-elle disparu ? Il s'agit de membranes tellement minces et difficiles à voir, qu'on ne peut se prononcer sur ce point ; il est évident qu'elle disparaît à un moment donné dans certains endroits : alors on n'a plus affaire à un épithéliome métatypique, mais bien à un épithéliome diffus.

Tant que la membrane propre persiste, c'est-à-dire tant qu'on a affaire à un épithéliome métatypique, les ganglions sont indemnes; cela se comprend facilement, car on sait, depuis les recherches de Labhé et Coyne, que les lymphatiques (vaisseaux et lacunes) ne sont pas en contact avec l'anus glandulaire.

Comme dans la forme typique, ici et peut être plus souvent encore, on a l'occasion d'examiner des cavités remplies de végétations ; ces végétations sont constituées surtout de vaisseaux de quelques fibres de tissus conjonctifs, mais l'élément dominant c'est l'épithélium. Ses caractères sont ceux de l'épithélium modifié comme nous l'avons vu, c'est-à-dire qu'il est métatypique; un grand nombre de couches cellullaires disposées sans ordre tapissent ou recouvrent ces végétations et se continuent sans ligne de démarcation avec celles qui revêtent les parois kystiques. A leur tour, ces végétations peuvent émettre des végétations secondaires, qui souvent s'accolent entre elles et forment de cette façon de nouvelles cavités. Il n'est pas rare non plus de trouver de ces petits kystes au centre même des végétations : ceux-ci paraissent donc s'être formés de toute pièce.

Le tissu conjonctif péri-acineux ou intermédiaire, subit-il des modifications ? Quelques auteurs le nient, mais le plus grrand nombre et Waldeyer, entre autres, décrit les altérations de ce tissu, et il les caractérise par le nom de prolifération périacineuse à petites cellules. Dans les préparations que nous avons pu voir, on peut constater que les altérations du stroma sont fréquentes, mais non constantes.

La fig. 2 du reste montre en 2 un stroma tout à fait normal et, dans un autre endroit, au contraire, en 3, on remarque une genèse très-abondante de petites cellules qui dissocient complètement les faisceaux conjonctifs.

FORMES MACROSCOPIQUES.

Les épithéliomes métatypiques forment, à la mamelle, des tumeurs de moyen volume ; assez régulières, arrondies, mais à surface bosselée, quelquefois même lobulée, mamelonnée. Comme toutes les tumeurs qui ne se développent que par envahissement périphérique, elles se laissent facilement énucléer : grâce à une membrane isolante qui n'est autre que la membrane propre ; mais cette membrane isolante ne peut se comparer à celle des tumeurs conjonctives ; elle est beaucoup moins épaisse et moins résistante ; elle est, du reste, bien vite insuffisante à maintenir les productions épithéliales.

La surface d'une coupe d'épithéliome métatypique présente ordinairement des aspects assez variables : tantôt elle est d'un blanc grisâtre ou rosé, et parsemée de petites masses granuleuses qui lui donnent une apparence rugueuse ; les petites masses ne sont que des amas épithéliaux, moulés dans des culs-de-sacs distendus ; aussi, si au lieu d'une section on pratique une déchirure de la tumeur, ces petits amas granuleux, conservant la forme des moules qui les contenaient, restent intacts, et l'apparence granuleuse est encore bien plus nette. Le tissu conjonctif qui circonscrit tous ces éléments est quelquefois normal ;

mais le plus souvent il est le siége d'une irritation de voisinage, et il est aussi plus rosé parce qu'il est plus vasculaire.

Tantôt, au contraire, dans certaines parties de la coupe, on trouve des points jaunâtres caséeux, souvent même des petits kystes qui dépassent rarement le volume d'une lentille ou d'un pois ; on en cite cependant du volume d'une noisette.

Les conduits prennent quelquefois, comme les acini, et même mieux que les acini, une part très-active à la dilatation ; souvent ils sont assez dilatés pour se laisser voir à l'œil nu sous forme de lignes et de traînées jaunâtres.

Par une légère pression, on peut faire sourdre à la surface de la coupe des pelotons vermiformes ou des petits amas arrondis qui gardent l'empreinte des parties qui les contenaient. Si on les enlève avec le dos d'un scalpel, la surface alors paraît encore plus granuleuse, parsemée d'orifices très-petits, mais cependant appréciables à l'œil nu. Sans doute, notre description répond bien à ce que Velpeau appelait aspect criblé en écumoir, et nous ne serions pas éloigné de croire que ce qu'il a décrit sous le nom de cancer des conduits lactés n'était que des épithéliomes métatypiques développés surtout dans les conduits galactophores.

Ces apparences, comme nous venons de le voir, correspondent à l'aspect adénoïde et aussi à l'aspect kystique ; mais seulement les kystes ne sont jamais très-volumineux.

A mesure de leur évolution, c'est-à-dire à mesure que l'élément épithélial augmente, on remarque une diminution dans la consistance ; cependant il est rare que le ramollissement aille jusqu'à égaler la mollesse de l'encéphaloïde ; il est pourtant une forme de ces épithéliomes qui porte ce nom. Assurément la forme la plus fréquente est la forme adénoïde, et ici encore elle répond le plus souvent à des petits kystes végétants, et par conséquent très-vasculaires.

FORMES CLINIQUES.

Comme jusqu'ici les tumeurs épithéliales métatypiques ont été confondues cliniquement sous le terme de tumeurs adénoïdes, on ne peut guère encore leur attribuer d'autres caractères que ceux de ces dernières tumeurs. Le moment est venu cependant de rechercher, soit dans la forme, la mobilité, la consistance de ces néoplasmes, des nuances qui puissent permettre de déterminer nettement des formes cliniques.

Les formes microscopiques adénoïdes ne correspondent pas toutes à des tumeurs bénignes, et il y aurait grand intérêt à pouvoir faire cette différence cliniquement, c'est-à-dire à reconnaître les adénoïdes malins ; c'est dans ce cas que la chirurgie peut être très-utile, surtout si elle agit à temps.

Les formes cliniques parallèles aux épithéliomes métatypiques, comme nous l'avons déjà vu, sont des tumeurs de moyen volume ; elle ne dépassent guère la grosseur d'un œuf, et cependant Billroth et Burns en ont décrit un qui atteignait le volume d'un poing d'adulte.

Comme les adénoïdes conjonctifs, ceux que nous décrivons présentent sur leur périphérie des bosselures et des irrégularités très-variables, mais toujours assez petites ; ces bosselures sont souvent le siége d'une certaine mollesse, mais il est rare d'y rencontrer de la fluctuation ; tous ces kystes sont peu volumineux, et nous avons vu qu'ils sont remplis surtout de masses caséeuses plus ou moins molles, et aussi de végétations.

Au contraire, la surface des adénoïdes conjonctifs paraît souvent très-déformée par des kystes qui trahissent leur présence par une fluctuation manifeste.

C'est dans cette forme adénoïde épithéliale qu'on paraît devoir rencontrer deux caractères cliniques précieux pour le diagnostic : la lourdeur de la tumeur et l'écoulement par le mamelon.

La science reste muette sur l'évolution des épitheliomes
du côté de la peau, mais, au contraire, elle est très-expli-
cite, pour ce qui est de l'envahissement des lymphatiques,
dans l'épithéliome de cette variété, on n'observe jamais
d'engorgement ganglionnaire.

On éprouve une certaine difficulté quand il s'agit de se
prononcer sur la gravité de ces tumeurs. On ne peut pas
dire que ce soient des tumeurs bénignes, et d'autre part
elles sont pas encore malignes ; mais à cause de la grande
tendance qu'elles ont à se transformer en épithéliomes infiltrés, nous sommes très-réservés sur leur pronostic.

Après avoir été exrtirpés, les épithéliomes récidivent fréquemment sur place, sous forme d'épithéliomes infiltrés,
le plus souvent ; alors les ganglions s'engorgent et la généralisation est fréquente ; mais nous ne sachions pas
qu'on ait noté de généralisation dans les formes métatypiques pures.

Ce sont sans doute des formes semblables d'adénoïdes
que Velpeau considérait comme des tumeurs malignes,
et qui, une fois enlevées, récidivaient sous forme de cancer.
Les kystes butyreux, caséeux, du même auteur, qui sont
loin de présenter constamment une marche bénigne, ne
sont sans doute pas autre chose que des épithéliomes métatypiques.

A notre description correspondent encore les adénoïdes
des Allemands, le carcinome épithétial vrai de Rindfleisch et Billroth, le carcinome kystique de Waldeyer, puis
enfin les épithélioma intra-canaliculaires décrit par Labbé
et Coyne, et que ces auteurs ont peut-être eu le tort,
suivant nous, de croire un peu trop bénins.

PHYSIOLOGIE PATHOLOGIQUE.

L'origine de ces lésions nous a occupé suffisamment
pour n'y guère revenir ici. Les modifications, comme
nous l'avons vu, ont leur point de départ dans les acini

de nouvelle formation; mais ici, cependant, il y a un point important à différencier, c'est que, tandis que dans la forme épithéliale typique, les conduits, ou du moins ceux qui existent, s'atrophient pour la plupart, dans les formes métatypiques, les conduits glandulaires, par contre, sont toujours le siége d'altérations assez prononcés. C'est, du reste, ce qu'on voit dans la fig. 3.

3ᵉ GROUPE.

FORMES CARCINOMATEUSES.

Si de nos jours le terme cancer est encore employé fréquemment, il n'a plus guère qu'une signification clinique, et ce n'est que comme synonyme de tumeur maligne, car il comprend des tumeurs de nature, d'origine, de texture et même de gravité différentes.

Après avoir cherché à unifier le cancer, c'est-à-dire après avoir voulu y trouver des spécifiques communs sans y réussir, l'histologie pathologique perfectionnée sépara le groupe en plusieurs espèces différentes.

On décrivit des tumeurs fibro-plastiques, des cancroïdes, et enfin, un groupe plus important reçut le nom de carcinome, terme tout à fait histologique qui répond à une texture spéciale, la disposition alvéolaire.

Cette disposition, basée sur la texture et les relations des éléments qui constituent le carcinome, valait plus évidemment que celle qui avait pour base la présence de la cellule dite cancéreuse, mais cependant elle était loin d'être irréprochable, car outre les types de tumeurs, il existe des formes intermédiaires nombreuses qui, pour n'avoir pas la texture alvéolaire, n'en sont pas moins des tumeurs aussi malignes que les vrais carcinomes ; le terme carcinome n'est donc guère préférable à celui de cancer; le diagnostic clinique ne peut être uniquement basé sur la texture histologique.

Quoi qu'il en soit, jusqu'à nouvel ordre, et tant qu'il n'y aura pas plus d'accord sur le mode pathogénique du carcinome, il faut lui conserver la définition qui a cours actuellement, en ajoutant toutefois à la définition histologique une définition clinique.

Ainsi, on peut dire que les carcinomes sont des tumeurs envahissantes, infectantes, le plus souvent mortelles, constituées, en général, par un stroma fibreux, limitant des espaces alvéolaires que remplissent des masses cellulaires épithéliales, sur la nature et l'origine desquelles on discute encore; sur ce point, les avis sont très-partagés : beaucoup d'auteurs les croient d'origine conjonctive, d'autres soutiennent leur origine épithéliale, et enfin, quelques-uns, plus prudents assurément, sont éclectiques.

Mais nous, en ce moment, laissant de côté cette grande question de l'origine des carcinomes, et ne nous occupant que des tumeurs épithéliales qui arrivent à un certain degré d'évolution avancée, à revêtir ces formes que dans les classiques on trouve décrites sous les noms de squirrhe et d'encéphaloïde, nous proposons de leur donner le nom d'épithéliomes infiltrés, infectants et même carcinomateux, alors qu'ils présentent nettement la texture alvéolaire; et pour ne pas nous éloigner du plan que nous avons adopté depuis le commencement de ce travail, en nous fondant surtout sur les caractères histologiques et cliniques, nous dirons que ce groupe renferme des tumeurs dans lesquelles l'épithélium est modifié dans tous ses caractères normaux ; l'aspect glandulaire disparaît complètement en même temps que la membrane propre, et alors les masses épithéliales, n'étant plus maintenues, envoient des prolongements, de véritables végétations dans le tissu conjonctif; ces tumeurs, quoique ne répondant pas toutes à la texture alvéolaire, sont fatalement malignes.

DESCRIPTION HISTOLOGIQUE DU CARCINOME.

Il n'y a pas longtemps encore, alors que la spécificité était en honneur, l'examen anatomique ou mieux histologique d'une tumeur était assez simple ; de la surface de section de cette tumeur fraîchement enlevée, on cherchait, soit par la pression, soit par le raclage à l'aide du dos d'un scalpel, à obtenir une faible quantité de liquide ou de bouillie dite cancéreuse. On en portait une gouttelette sous le champ du microscope et, si la préparation permettait de constater la fameuse cellule spécifique, on bornait là les recherches histologiques, le diagnostic cancer était porté ; au contraire, l'absence de cellule éliminait d'emblée le cancer.

Actuellement, cette façon de procéder est encore employée : le suc, les cellules sont certainement encore des caractères qu'il ne faut pas négliger et dont la découverte fait le plus grand honneur à Cruveilhier et à Lebert ; mais il ne faut pas y attacher une importance capitale, il est indispensable de pousser plus loin l'examen.

Ce n'est, en effet, qu'à l'aide de préparations faites sur des pièces préalablement durcies, qu'on peut acquérir des notions exactes sur la texture des épithéliomes carcinomateux, et ce n'est que sur une série de coupes prises dans différents points d'une tumeur, qu'on peut arriver à en saisir l'origine et en suivre le mode d'évolution.

Nous avons vu qu'il ne faut pas attribuer à la texture alvéolaire une importance exagérée ; les épithéliomes se présentent, en effet, fréquemment sous cette forme à l'examen microscopique, mais non nécessairement : il est des formes qui ne sont encore qu'à une période de transition, et, de plus, cette disposition alvéolaire se rencontre dans des tumeurs qui ne sont pas malignes.

En un mot, il n'y a pas de caractéristiques du carcinome ; c'est le meilleur argument qu'on puisse invoquer contre la conservation de ce terme.

Au début, l'étude des cellules avait donc surtout attiré l'attention ; aussi furent-elles soigneusement décrites par Lebert et ses élèves. Les cellules dites cancéreuses se font remarquer par leur forme, leur irrégularité et leurs dimensions très-variables ; à côté des petites cellules de certains squirhes, l'encéphaloïde en présente vraiment

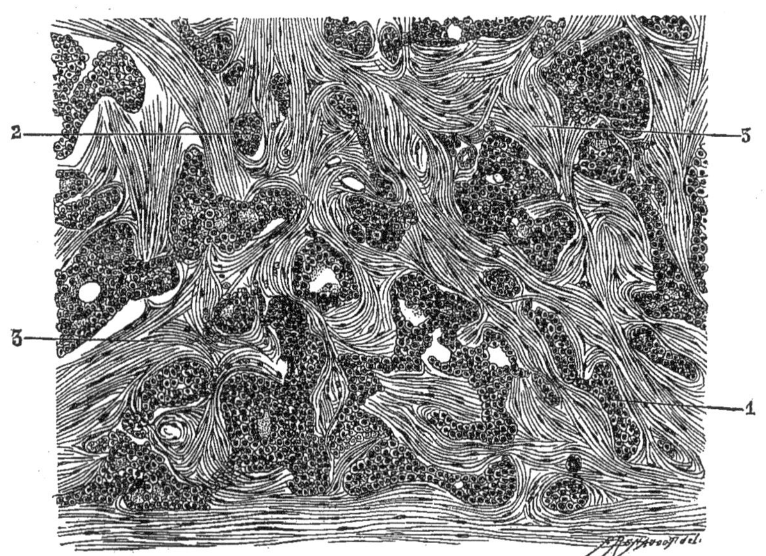

FIG. 4. — Gravée pour le traité de pathologie externe de MM. Follin et Duplay.

1. Masses épithéliales pleines.
2. Masses épithéliales avec petite cavité centrale.
3. Stroma fibreux.

d'extraordinaires. Quelquefois, souvent même, la même tumeur, le même alvéole en contiennent de toutes les dimensions, de toutes les variétés : ces cellules possèdent des noyaux énormes serrés les uns contre les autres et trés-foncés; ceux-ci à leur tour contiennent des nucléoles nombreux et brillants.

Mais, malgré ces caractères, ces cellules ne peuvent être regardées comme spéciales, car on les rencontre dans différents organes, soit à l'état normal, soit à l'état pathologique, ou encore dans des tumeurs, comme phénomène de décomposition. Ranvier en a signalé, dans des sarcomes, au bout de vingt-quatre heures d'extirpation.

Si on compare ces cellules à celles que nous avons décrites dans les épithéliomes métatypiques, on les trouve absolument semblables, et, par conséquent, il est impossible de les différencier. Ce sont, en effet, des cellules polymorphes, les unes sphéniques, polyhédriques, les autres en forme de fuseau, en raquette, avec des noyaux et des nucléoles, comme nous l'avons indiqué précédemment.

La seule différence consiste dans leur arrangement; dans certains cas, ces amas cellulaires sont disposés en masses qui refoulent les travées fibreuses et forment des cavités assez régulières et ovoïdes (fig. 4, 1). Cette forme aléeolaire n'est pour ainsi dire qu'une forme adulte; aussi souvent observera-t-on d'autres dispositions, quelquefois les éléments cellulaires se présentent sous forme de petites traînées allongées souvent assez régulières au point qu'on peut les croire contenues dans des canaux ou conduits préparés à l'avance pour les recevoir; c'est probablement cette disposition qui a pu faire croire que c'était dans les vaisseaux lymphatiques que se développait le carcinome. Le fait de la disposition des masses cellulaires dans les lymphatiques est vrai assez souvent, mais il est évident que les vaisseaux ne sont alors que des moyens de propagation et non des lieux d'origine des cellules; aussi nous croyons que Köster et Recklinghausen sont allés beaucoup trop loin en avançant que le carcinome se développait dans les lymphatiques eux-mêmes.

Dans ces différentes, formes les masses cellulaires paraissent disposées sans ordre régulier ; tantôt les traînées ou végétations épithéliales sont épaisses et formées de plusieurs couches de cellules irrégulièrement accolées ; tantôt mais beaucoup plus rarement les végétatations épitheliales sont réduites à des fusées très-minces qui ne paraissent formées que de cellules épithéliales placées bout à bout. Langhans a aussi observé des cas semblables de traînées cinconomateuses ou épithéliales dans lesquelles les cellules étaient aplaties et disposées, les unes sur les autres, comme les éléments d'une pile de Volta, dit-il.

Tout en paraissant se développer dans une direction déterminée, c'est-à-dire parallèlement aux fibres conjonctives, ces végétations s'envoient fréquemment de véritables anastomoses transversales, qui semblent les réunir. De cette disposition, il résulte un véritable réseau d'infiltrations épithéliales, à mailles plus ou moins volumineuses, plus ou moins serrées, et par conséquent une forme qui s'éloigne beaucoup de la forme alvéoraire et qu'on pourrait appeler forme infiltrée ou même forme trabéculaire.

Il existe encore une autre forme décrite tout récemment et qui coexsiste avec les deux autres nous voulons parler de la disposition kystique du carcinome, non de cette forme que Waldeyer décrit sous le nom de carcinome kystique, ni de ces kystes qui ne sont que le résultat de dégénérescence des éléments, mais bien d'une forme microcystique signalée récemment par Malassez (Archiv. de physiol., 1876, p. 333) dans une tumeur de la mamelle. Du reste, citons Malassez lui-même.

« Au niveau de la portion encéphaloïde, il n'y avait plus de tissu carcimonateux ; mais fait intéressant, dans quelques alvéoles les cellules avaient laissé entre elles un espace kystique, s'étaient disposées en revêtement, et avaient pris une forme cylindrique, prouvant ainsi leur nature épithéliale par leur retour à leur forme typique. La forme et les dimensions de ces cavités empechaient d'admettre qu'elles fussent des cavitées glandulaires altérées

du reste, les lobules, qui n'étaient pas le siége de l'épithélioma, s'atrophiaient lorsqu'ils étaient envahis par l'infec-
tion épithélialle.»

En un mot il s'est produit une apparence glandulaire là
où il n'y avait antérieurement pas trace de cul-de-sac : y
aurait-il là quelques rapports avec ce que Robin a décrit
comme deux cas d'hétérotopie glandulaire? Tout récemment
encore, Hermann et Tourneux ont publié (Journal de l'a-
natomie, 1876) un fait d'éptheliome dans lequel ils ont
trouvé des kystes microscopiques qui ne sont autres que
ceux décrits quelque temps avant par Malassez.

Le stroma dans lequel sont disséminées ces masses épithéliales est formé de travées fibreuses formant un tout
continu, une véritable charpente, maintenant ces masses
en même temps qu'elle supporte les vaisseaux destinés à
leur entretien.

Selon les formes épithéliales le tissu conjonctif qui constitue ces travées présente des états très-différents ; il peut
revêtir toutes les formes possibles depuis l'état embryo-
naire jusqu'au véritable tissu fibreux cicatriciel, comme
cela se voit dans la forme clinique atrophique.

Dans les travées cheminent des vaisseanx qui y forment
des réseaux abondants et à mailles plus ou moins serrées selon les formes, car tous les épithéliomes ne sont pas vasculaires au même degré, là où domine l'élément épithélial, les vaisseaux sont très-nombreux, là où domine le
tissu conjonctif, il y en a au contraire très-peu. Beaucoup
de ces vaisseaux sont de nouvelle formation ; aussi ont-ils
une texture tout à fait embryonnaire, car ils sont réduits
à une seule paroi peu résistante, qui fréquemment se laisse
dilater et montre çà et là de véritables anévrysmes, disposition qui explique la fréquence de leur rupture.

Les épithéliomes possèdent des lymphatiques qui pour
certains auteurs, et Rindfleisch entre autres, formeraient
autour des vaisseaux sanguins des gaînes analogues à
celles qu'on a décrites dans l'encéphale et le foie.

Les vaisseaux lymphatiques, comme l'a démontré Ranvier, communiquent à plein canal avec les espaces cellulaires ou carcinomateux ; aussi ne faut-il pas s'étonner si, de très-bonne heure, on les trouve remplis de cellules épithéliales, qui vont engorger ou infecter rapidement les ganglions voisins auxquels ils aboutissent. Ces derniers présentent fréquemment des altérations analogues en tous points à celles que nous avons décrites dans la tumeur de la glande.

De la relation du stroma et des cellules résultent les espèces différentes d'épithéliomes. Quand l'élément épithélial domine, on a la forme molle ou encéphaloïde ; si c'est au contraire le stroma qu'on trouve en plus grande quantité il s'agit alors de la forme dure ou squirrheuse : certaines formes extrêmement vasculaires ont reçu le nom de carcinome ou épithéliome télangiestasique.

FORMES MACROSCOPIQUES.

Les tumeurs qui correspondent à la description histologique précédente ont assurément entre elles des caractères communs, mais, à un examen superficiel, elles paraissent renfermer des néoplasmes de forme, de volume et de consistance très-variables, que depuis longtemps on a rapporté à deux types : le squirrhe et l'encéphaloïde, termes auxquels nous n'attribuons d'autre valeur que celle que nous accorderions à tumeurs épithéliales molles, tumeurs épithéliales dures.

A Cruveilhier revient l'honneur d'avoir bien établi l'identité morbide de ces deux espèces, si différentes en apparence, et qui, jusqu'à lui, étaient prises, sinon pour des affections dissemblables (comme le croyaient nos voisins d'Outre-Manche), du moins d'âges différents, car jusqu'à Laënnec les encéphaloïdes furent pris pour des transformations squirrheuses. Les cancers qui répondent à notre description histologique forment une seule et même entité morbide, comme l'a démontré, du reste, l'anatomie pathologique.

Les épithéliomes durs ou mous, squirrhes ou encéphaloïdes, présentent ce caractère important qui tient à leur mode de développement et surtout de propagation : c'est de se confondre intimement avec les tissus voisins, caractère qui, à l'œil nu, suffit à lui seul pour faire diagnostiquer une tumeur maligne. Le squirrhe est adhérent au plus haut point, témoin ces nombreux prolongements qu'on a comparé à des pattes de crabe et qui ressemblent à de véritables racines.

L'encéphaloïde ne se présente pas de la même façon, mais néanmoins il est impossible de l'isoler des parties voisines, comme le prétendent ou le prétendaient autrefois certains auteurs ; des cas semblables se rapportent sans doute à des tumeurs sarcomateuses ou fibro-plastiques présentant quelquefois, à s'y méprendre, l'aspect encéphaloïde ; du reste, un chirurgien qui diagnostiquerait encéphaloïde ne ferait pas, à son point de vue, une erreur de diagnostic. Dans le sens clinique, certains sarcomes sont très-malins ; Velpeau disait déjà que le cancer fibro-plastique était quelquefois le pire des cancers.

Enfin, un second caractère, commun au squirrhe et à l'encéphaloïde, c'est la présence du suc cancéreux qu'on peut obtenir, mais en quantité très-variable, de la surface d'un segment de coupe ; le suc varie d'aspect et de quantité d'une tumeur à l'autre : abondant et crémeux dans l'encéphaloïde, il est au contraire en petite quantité, séreux, muqueux, dans le squirrhe. Certaines formes en contiennent à peine ; il manque complètement, de même que les cellules, dans le squirrhe atrophique, à ce point que des auteurs ont voulu rejeter ce dernier de la classe des carcinomes. Le suc se mêle facilement à l'eau, qu'il trouble ; c'est le seul caractère qui le différencie du mucus caséeux de l'épithéliome métatypique, car il est impossible de trouver la moindre différence dans les éléments cellulaires. Tous les autres caractères macroscopiques des deux variétés d'épithéliomes, qui tiennent au volume, à la consistance et à l'aspect, son aussi très-variables du squirrhe à l'encéphaloïde, et même encore dans les points différents d'une même tumeur.

Le squirrhe est petit, dur, résistant, ne se laisse entamer ni rayer par l'ongle. L'encéphaloïde, au contraire, plus volumineux, plus régulier, offre beaucoup plus de cohésion et se laisse facilement écraser sous le doigt ; la plus légère pression suffit souvent pour réduire en bouillie la forme encéphaloïde vasculaire.

Le squirrhe est dur, rétracté au centre d'une coupe portant sur une forme atrophique ; par contre, l'encéphaloïde présente, au contraire, des surfaces de coupes bombées, comme si les éléments cellulaires étaient à l'étroit dans les larges alvéoles qui les contiennent.

Pour poursuivre le parallèle, il nous reste à comparer les deux formes sur des surfaces de coupes ; là, la différence est plus grande encore ; quoique nous ne fassions pas une description complète de l'épithéliome, nous allons en énumérer les principaux caractères.

La surface du squirrhe, assez lisse, est blanche, légèrement grisâtre, réfringente ; elle présente assez rarement, à l'œil nu, l'aspect alvéolaire, et par conséquent cette surface ressemble souvent à celle d'un fibrome ; souvent aussi, çà et là, on y trouve des points jaunâtres qui ne sont que des masses caséeuses en voie de dégénérescence ou encore des conduits remplis des mêmes éléments.

La plupart du temps, sur une même coupe, on peut observer différents aspects qui répondent à des lésions d'âge plus ou moins avancé.

La surface de l'encéphaloïde est mate, plus grisâtre que blanche, et très-souvent parsemée de petits points rougeâtres, souvent hémorrhagiques.

Ces aspects ne se rapportent qu'aux lésions récentes et adultes, à celles qui n'ont encore subi aucune modification, aucune dégénérescence ; les plus anciennes, au contraire, sont le siége de métamorphoses qui se traduisent par des aspects très-divers : nous ne faisons que signaler les kystes, fort rares dans le squirrhe, mais très-fréqnents dans l'encéphaloïde.

FORMES CLINIQUES.

Les formes cliniques de l'épithéliome carcinomateux correspondent assez bien aux formes macroscopiques; aussi pouvons-nous leur conserver la division ancienne en squirrhe et encéphaloïde, formes très-graves assurément, mais qui présentent entre elles des degrés de gravité quelquefois différents.

Sans vouloir donner une description clinique complète de ces formes, il nous faut tout au moins attirer le plus brièvement possible l'attention sur les plus importants de leurs caractères. Nous avons déjà insisté sur leurs formes extérieures si variables, sur leurs adhérences et leurs prolongements; nous devons y ajouter aussi les déformations considérables qu'elles font subir à la glande, et surtout les altérations du mamelon si variées dans la forme squirrheuse; la tendance à gagner de proche en proche et à envahir indéfiniment, puis enfin l'extrême propension à engorger les ganglions et à infecter l'économie entière. Nous arrivons ainsi à avoir énuméré les caractères cliniques communs aux deux variétés. Mais notre but n'est pas là : notre intention est de montrer les différences de gravité de ces deux formes si identiques au point de vue anatomique.

D'une façon générale, nous devons dire que les cancers du sein (épithéliomes carcinomateux) sont moins rapidement mortels, et par conséquent moins graves que ceux des organes indispensables aux fonctions importantes de la vie; mais si nous pouvons avancer que les carcinomes de la mamelle sont moins graves que ceux de l'estomac, du pou-

Deffaux.4

mion et du foie, il n'en est pas moins vrai qu'ils constituent une affection redoutable en raison de leur excessive fréquence dans cet organe: on sait que la mamelle est le siége de prédilection du squirrhe, qui s'y montre toujours comme cancer primitif (Broca). Néanmoins, si le terme final est le même, c'est-à-dire la mort à peu près certaine à plus ou moins longue échéance, il faut établir, au point de vue de la malignité, de très-grandes différences entre le squirrhe et l'encéphaloïde. Ce dernier paraît être une affection de l'âge moyen et de l'âge mûr; il évolue rapidement et se généralise de même. La moyenne de sa durée est de douze à dix-huit mois; on cite des cancers qui ont amené la mort en moins de trois mois.

Au contraire, le squirrhe est plutôt une affection d'un âge avancé; son évolution, lente, peut être compatible avec trois, cinq, sept, et même vingt ans, d'une santé relativement supportable, et par conséquent, dans certains cas, malheureusement trop rares, ne pas abréger ou n'abréger que de peu l'existence.

Les encéphaloïdes envahissent de bonne heure les ganglions et marchent aussi très-rapidement vers l'ulcération, forment des ulcères végétants, desquels s'échappe un pus fétide, abondant, qui, en même temps que des hémorrhagies très-fréquentes, épuisent le malade et le conduisent rapidement aux dernières limites de la cachexie.

Le squirrhe, au contraire, revêt des formes et une marche bien différentes; d'abord, il évolue plus lentement et paraît n'envahir que bien plus tard les ganglions; mais n'est-ce pas là une erreur ? Et n'est-il pas possible d'admettre que, comme dans la forme squirrheuse, les ganglions engorgés étant très-petits, relativement à ceux de l'enphaloïde, ces ganglions sont pris bien avant qu'on ne puisse les constater ? On sait qu'ils sont profondément situés au milieu d'un tissu cellulaire abondant et qu'ils sont souvent très-difficiles à percevoir. Comme dans l'encéphaloïde aussi, on peut observer des ulcérations du squirrhe, mais les aspects diffèrent beaucoup. D'une façon générale, si la marche du squirrhe est bien plus lente que celle de l'encéphaloïde, plus encore que dans ce dernier, il y a tendance à la généralisation qui, pour être tardive, n'en est que plus complète.

PHYSIOLOGIE PATHOLOGIQUE DU CARCINOME.

Nous avions déjà laissé pressentir que l'épithéliome métatypique n'était pas le dernier terme du processus épithélial. En effet, il arrive assez fréquemment qu'aux lésions qui caractérisent ces tumeurs (épithéliomes métatypiques) viennent s'en ajouter d'autres dont le but final se résume dans la disparition de cette membrane isolante, qui circonscrivait les masses épithéliales; celles-ci, alors, s'infiltrent dans les tissus voisins, et en somme produisent les altérations que nous avons décrites dans la forme histologique carcinomateuse. Aussi, suivant nous, il est impossible actuellement de ne pas admettre l'origine épithéliale, sinon de tous, au moins de beaucoup de carcinomes. L'infiltration, sous formes de traînées, c'est-à-dire l'origine épithéliale de ces masses cellulaires, que l'on voit au milieu du stroma dans les formes carcinomateuses, apparaît assez nettement sur des préparations microscopiques soignées; la figure ci-contre nous paraît le démontrer. A côté de la cavité glandulaire 1, dont nous ne voyons plus que les contours, car la membrane propre a disparu ; là où nous l'examinons, nous voyons des masses épithéliales considérables 2 qui paraissent communiquer librement avec celles que contient encore la cavité; de ces masses se détache à son tour un prolongement épithélial plein 3, qui semble écarter le tissu conjonctif et s'infiltrer au loin. C'est une véritable végétation épithéliale dans le tissu conjonctif, dont le point de départ est dans l'ancienne cavité glandulaire ; le terme d'épithéliome infiltré ou infectant convient très-bien à cette forme.

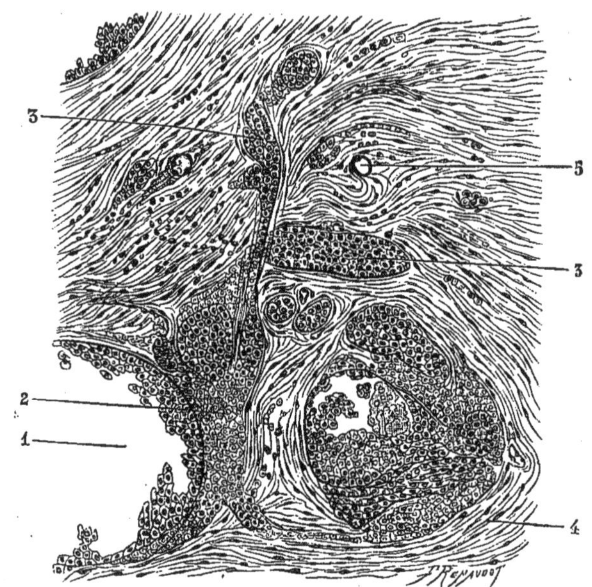

FIG. 5. — Gravée pour le traité de pathologie externe de MM. Follin et Duplay.

1. Cavité glandulaire distendue et tapissée par plusieurs couches à grosses cellules épithéliales.

2. Prolongement épithélial, parti de la cavité et s'infiltrant dans le tissu conjonctif.

3. Extrémité de ce prolongement (2) formant des amas carcinomateux.

4. Tissu conjonctif fibreux.

5. Coupe de vaisseau sanguin.

La membrane propre, qui avait déjà subi des modifications dans la forme métatypique, semble disparaître par dissociation de ses éléments par les cellules épithéliales ; mais en somme ce ne sont là que des conjectures. Ce qu'on peut constater seulement, c'est que dans le processus épithélial carcinomateux, les caractères glandulaires disparaissent très-rapidement sans laisser aucune trace de leur existence. Pendant ce temps, les cellules épithéliales n'ont pas cessé de proliférer, de s'accroître, d'envahir dans tous les sens, et aussi de s'éloigner de plus en plus de la forme typique.

Parallèlement à ce processus qui se passe à l'intérieur des acini et qui par conséquent précède la disparition de la membrane propre, l'élément conjonctif périacineux, est aussi le siége de modifications, si déjà elles n'existent depuis longtemps. Les faisceaux fibreux de la trame paraissent moins condensés, dissociés qu'ils sont par un liquide incolore ; les cellules endothéliales qui les tapissent sont plus apparentes, plus volumineuses et moins adhérentes ; c'est du reste de cette façon que se développe le carcinome pour les auteurs qui admettent l'origine conjonctive, et qui font de la prolifération épithéliale un processus d'irritation et par conséquent un processus secondaire.

Waldeyer a beaucoup insisté sur cet état du tissu conjonctif, et il a donné à ce processus le nom de prolifération péri-acineuse à petites cellules ; toujours il l'a rencontrée, et pour lui elle existe bien avant la disparition de la membrane propre : c'est du reste ce que nous avons souvent remarqué sur des préparations d'épithéliomes métatypiques. Une fois la membrane propre érodée, percée, ou disparue sur une plus ou moins grande étendue, les masses épithéliales s'infiltrent entre les fibres conjonctives, forment des traînées, des fusées, de vrais bourgeons à extrémités tantôt arrondies, tantôt effilées, qui pénètrent le stroma dans différentes directions. C'est alors que le tissu conjonctif subit de nombreuses transformations. Il devient embryonnaire, prolifère dans ses cellules (quoique souvent il n'est pas rare d'en rencontrer de saines sur le pourtour des fibrilles), et de la sorte devient apte à se laisser pénétrer et distendre par les fusées épithéliales. Quelques auteurs prétendent (Rindfleisch, Lancereaux) qu'a son tour le tissu

conjonctif envoie des prolongements, qui s'intriquent avec
les amas cellulaires, et ils expliquent de cette façon la
formation des alvéoles.

Les traînées épithéliales semblent-elles s'allonger,
s'étendre dans des directions déterminées ? Assurément.
Beaucoup d'auteurs admettent que la propagation se fait
par les voies lymphatiques, ce qui sans doute avait fait
croire, à Köster et à Reklinghausen, que le carcinome
avait son origine dans les cellules endothéliales de ces
vaisseaux ; il n'y a aucun doute à avoir sur la possibilité de
a propagation par les lymphatiques ; mais cette voie n'est
pas la seule : ce que nous avons pu constater avec Malassez, c'est que la propagation se fait dans le tissu conjoncti
de préférence le long des vaisseaux, et surtout le long des
conduits galactophores, soit que le tissu y soit plus lâche,
soit que les lymphatiques les accompagnent.

Pour se convaincre de l'origine glandulaire des traînées
épithéliales, d'abord il faut des préparations très-soignées,
mais en outre il faut que les points à examiner soient
pris sur les limites du tissu morbide, du côté de la glande
mammaire, dans des endroits où le processus n'est pas trop
avancé : car si au contraire on les prenait en plein tissu
carcinomateux, on pourrait arriver à ne pas reconnaître
le véritable processus, et à croire que l'épithélium n'est
pour rien dans le développement du carcinome ; car il est
assez difficile dans ce cas de distinguer les cellules épithéliales des cellules conjonctives qui paraissent proliférer
également.

Admettant donc l'origine épithéliale des masses cellulaires carcinomateuses, quel rôle faut-il faire jouer aux
cellules conjonctives ? Cette question est encore actuellement très-difficile à résoudre ; des auteurs, Rindfleisch,
entre autres, admettent qu'elles prolifèrent abondamment
et que les cellules néo-formées revêtent le caractère épithélial, après toutefois avoir été en contact avec une cellule
épithéliale infectante.

Si ce fait est vrai, ce qui n'est pas nettement démontré, on pourrait donc admettre que l'épithéliome carcinomateux ne se propage pas comme il se développe, et qu'il ne s'accroît pas exclusivement dans les culs-de-sac glandulaires aux dépens de l'épithélium, mais qu'il se propage et s'accroît à l'aide des cellules conjonctives infectées. Ce fait pourrait peut-être expliquer la divergence d'opinion qui règne actuellement, et on peut objecter aux partisans de l'origine conjonctive que, dans leurs examens, ils ont vu la propagation et non le développement.

A l'appui de l'origine épithéliale du carcinome dans beaucoup de cas, nous devons signaler les faits décrits par Malassez et après lui par Hermann et Tourneux, faits qui consistent dans la présence de petites cavités à apparence glandulaire, c'est-à-dire à revêtement épithélial normal, au sein de masses cellulaires polymorphes, masses cellulaires dont on pourrait nier la nature, si on ne trouvait cette disposition d'éléments épithéliaux ayant repris leur forme normale ou à peu près, dans un endroit où il n'y avait pas primitivement d'élément glandulaire.

Pour nous résumer, nous dirons donc pour le sein ce que Malassez a dit pour le poumon. La lésion cancéreuse primitive consiste, dans beaucoup de cas, dans une néoformation épithéliale se produisant sur les parois des culs-de-sac glandulaires. Tantôt les cellules de nouvelle formation conservent leur forme normale (épithélium typique); d'autres fois elles revêtent des formes variées anormales qui n'atteignent pas leur complet développement : elles sont métatypiques). Enfin en dernier lieu ces masses de cellules métatypiques, après avoir fait disparaître la membrane propre, envahissent la trame de la mamelle (épithéliome infiltré, infectant ou carcinomateux).

CONCLUSIONS.

1° Il existe dans la classification des tumeurs du sein une confusion qu'il faut, autant que possible, faire disparaître. Cette confusion, plus apparente que réelle, tient à un manque d'entente entre les chirurgiens et les anatomopathologistes, qui emploient les mêmes termes, tout en leur *donnant des significations différentes.*

2° Le moyen de faire cesser cette confusion consiste à étudier les tumeurs au triple point de vue clinique, macroscopique, histologique, et à comparer les résultats ainsi obtenus, car, si on se borne à une seule base, ou un seul point de vue, on a des espèces qui ne correspondent pas aux espèces obtenues à l'aide de bases différentes.

Exemple : Adénome, espèce macroscopique, ne correspond pas à une forme clinique unique ; ce peut être une tumeur bénigne ou une tumeur maligne. Il ne correspond pas davantage à une forme histologique unique ; ce peut être une tumeur conjonctive adulte ou embryonnaire, fibrome, sarcome, myxome. Ce peut être une tumeur d'origine épithéliale, typique ou atypique, c'est-à-dire une tumeur de notre premier ou de notre second groupe.

3° Les tumeurs d'origine épithéliale se présentent aux trois points de vue macroscopique, clinique et histologique, sous des formes très-différentes.

Au point de vue macroscopique, ce sont tantôt des adénomes ou des kystes, tantôt et souvent même des squirrhes ou des encéphaloïdes ;

Au point de vue clinique, des tumeurs bénignes ou des tumeurs malignes ;

Et au point de vue histologique, des épithéliomes typiques, des épithéliomes métatypiques ou des épithéliomes infectants, division que nous avons adoptée.

4º La preuve des relations pathogéniques des formes épithéliales que nous avons décrites réside dans ce fait, que les éléments épithéliaux peuvent se transformer les uns dans les autres; nous avons vu de l'épithélium métatypique reproduire de l'épithélium typique, c'est-à-dire normal.

5º Cette parenté pathogénique et histologique de tumeurs en apparence si différentes explique les cas de transformation bien connus en clinique; il n'y a pas de changement de nature, pas de transformation, comme on le supposait autrefois, mais seulement une évolution différente.

6º La malignité d'une tumeur réside moins dans l'espèce histologique que dans le degré d'évolution que présente cette espèce. Les formes embryonnaires, jeunes et métatypiques, sont les plus graves.

7º Une grande quantité des tumeurs du sein, qui aboutissent aux formes squirrheuses et encéphaloïdes, sont manifestement d'origine épithéliale.

8º Un diagnostic, pour être complet, doit être basé sur des caractères tirés des trois formes macroscopique, histologique et clinique.

INDEX BIBLIOGRAPHIQUE

Ledran. Mém. Acad. méd., 1757.

Laennec. Dictionnaire des sciences médicales, article Encéphaloïde, 1812.

Cruveilhier. Anatomie pathologique du corps humain. Paris, 1829-1835.

Cooper (Astley). Œuvres chirurgicales, trad. Richelot et Chassaignac 1837.

Muller (J.). Ueber den feineren Bau und die formen der krankhaften geschwulstt. (1838, Berlin).

Henle. Anatomie générale, t. II, p. 500 (traduction française, 1843).

Mayor. Recherches sur les tumeurs épidermiques, et leurs relations avec l''affection cancéreuse. (Thèse de Paris, 1846).

Rokitansky. Lehrbuch der pathologisch, anatomie, t. I, édit. 1846.

Virchow. Zur Entwickelungeschichte des krebses (Archiv. fur path. anat. 1847. — Die endogene Zellenbildung beim krebs (Arch. 1849).

Broca. Quelques propositions sur les tumeurs cancéreuses, 1851.

Lebert. Traité pratique des maladies cancéreuses, 1845. — Physiologie pathologie, t. II.

Fuhrer. Dentsch. klinik, 1851, p. 365.

Robin et Laboulbène. Mém. Soc. biol., 1853.

Robin et Lorain. Mémoire sur deux observations de tumeurs hétéradéniques. Mém. Soc. biolog., 1854.

Velpeau. Traité des maladies du sein, 1854.

Verneuil. Mém. sur quelques maladies des glandes sudoripares dans Arch. gén. de méd., 1854, t III, 5e série.

Weber. Das adenoïdes der Weiblichen Brust (Giessen, 1854).

Robin (Ch.). Mémoire sur une altération du tissu propre de la mamelle, confondue avec le tissu hétéromorphe dit cancéreux, in Compte-rendu Acad. sc., t. XLI, p. 333 1854.

Heurtaux (Al.). Du cancroïde en général. Thèse Paris, 1860.

Billroth (Th.). Untersuchungen über den fenieren bau und die Entwickelung der Brustdrüsen geschwulste. Virchov's. Arch. Band XVIII, p. 51, 1860. — Krankeiten der Bruste (in Pitha und Billroth, Handbuch der chirurgie, t. III, 2e partie).

Cornil (V.). Journal d'anat, et phys. (années 1864, 1865 et 1866).

Recklinghausen. In Gräfe's Arch. fur ophthalmologie, 1864, 1865.

Cornil (V.). Du cancer et de ses caractères anatomiques. Mém. de l'Acad. imp. de méd., t. XXVII. Paris, 1865, 1868.

Broca. Dict. encyclopédique des sciences médicales, art. Adénome, 1865.

Thiersch. Der épithelialkrebs. Leipzig, 1865.

Waldeyer. Zur Entwickelung der carcinome (Arch. f. path. Anat. und physiol., t. XLI, p. 470 1867, et t. LV, p. 67, 1872).

Köster. Entwickelung der carcinome und sarcome (Würzburg, 1869).

Luke. Die Lehre von der geschwülsten, in Handbuch der Allegen. und specel. Chirurgie von Pitha und Billroth, 1869.

Broca. Traité des tumeurs, 1869.

Bremard. Etude sur les tumeurs adénoïdes de la mamelle. Thèse de Paris, 1868.

Tripier. Dictionnaire encyclopédique des sciences médicales. Art. Mamelle, 1871.

Goodhart (J.). Nature et développement des tumeurs kystiques de la mamelle (Edimburgh Med. Journ., analyse in Archiv. gén. de méd., 1872).

Langhans (T.). Zur pathologischen histologie der Weiblichen Brustdrüse (Virchow's Archiv., Band LXIII).

Rindfleisch. Traité d'histologie pathologique (traduction Gros, 1873).

Lannelongue. In Dictionn. méd et chirurgie pratique (art. Mamelle, 1875).

Cadiat. Sur l'anat. normale et les tumeurs du sein chez la femme. Thèse Paris, 1875.

Malassez. Arch. de phys. normale et path. 1876, p. 353, sur un cas de cancer encéphaloïde du poumon.

CORNIL et RANVIER. Manuel d'hist. path. 1867, 1876.

LABBÉ et COYNE. Traité des tumeurs bénignes du sein, 1876.

HERMANN et TOURNEUX. Sur un cas d'hétérotopie consécutif à un épithélioma du sein (chez l'homme), Journal de l'anatomie et phys., 1876.

Paris. — Typ. A. PARENT, Imp. de la Faculté de Médecine, r. M.-le-Prince, 31.